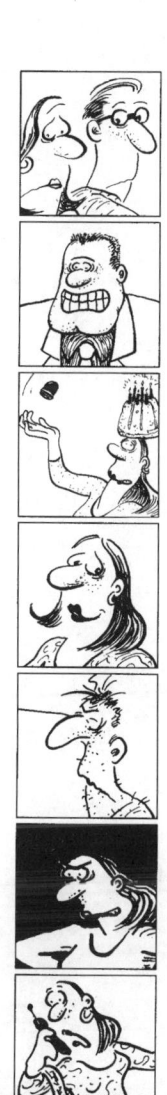

GUIA DE SOBREVIVÊNCIA PARA OS PAIS

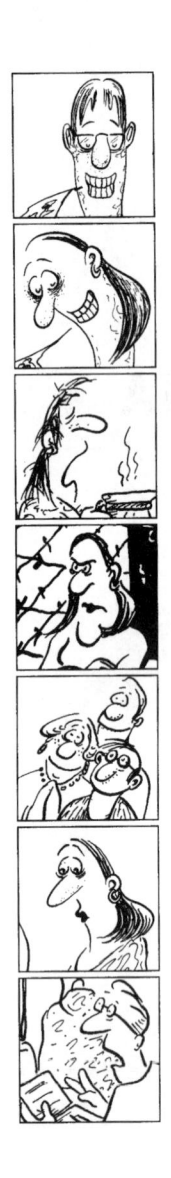

Nina Schindler

GUIA DE SOBREVIVÊNCIA PARA OS PAIS

Sobre crianças chatinhas, bagunceiras, travessas e viciadas em computador

Com ilustrações de Petra Kaster

Tradução
VIRIDIANA

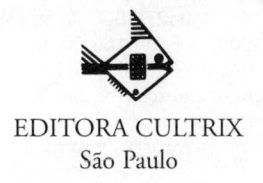

EDITORA CULTRIX
São Paulo

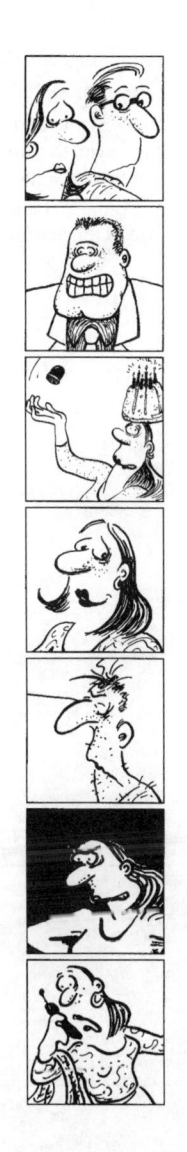

Título original: *Das Überlebensbuch für Eltern.*

Copyright © 2001 Rowohlt Taschenbuch Verlag, Reinbek Bei Hamburg.

A Editora Pensamento-Cultrix Ltda. não se responsabiliza por eventuais mudanças ocorridas nos endereços convencionais ou eletrônicos citados neste livro.

Dados Internacionais de Catalogação na Publicação (CIP)
(Câmara Brasileira do Livro, SP, Brasil)

Schindler, Nina
  Guia de sobrevivência para os pais : sobre crianças chatinhas, bagunceiras, travessas e viciadas em computador / Nina Schindler ; com ilustrações de Petra Kaster ; tradução Viridiana. -- São Paulo : Cultrix, 2006.

  Título original: Das überlebensbuch für eltern
  ISBN 85-316-0923-2

  1. Família - Aspectos psicológicos 2. Pais e filhos 3. Relações interpessoais I. Kaster, Petra. II. Título.

05-9681   CDD-158.24

Índices para catálogo sistemático:
1. Família : Relações interpessoais : Psicologia aplicada 158.24
2. Pais e filhos : Relações familiares : Psicologia aplicada 158.24

O primeiro número à esquerda indica a edição, ou reedição, desta obra. A primeira dezena à direita indica o ano em que esta edição, ou reedição, foi publicada.

Edição	Ano
1-2-3-4-5-6-7-8-9-10-11	06-07-08-09-10-11

Direitos de tradução para o Brasil
adquiridos com exclusividade pela
EDITORA PENSAMENTO-CULTRIX LTDA.
Rua Dr. Mário Vicente, 368 — 04270-000 — São Paulo, SP
Fone: 6166-9000 — Fax: 6166-9008
E-mail: pensamento@cultrix.com.br
http://www.pensamento-cultrix.com.br
que se reserva a propriedade literária desta tradução.

Impresso em nossas oficinas gráficas.

SUMÁRIO

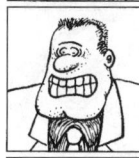
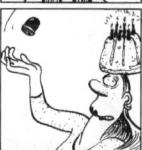
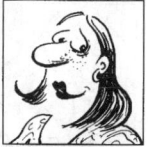
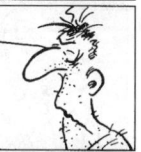
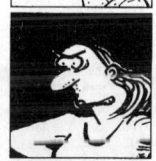
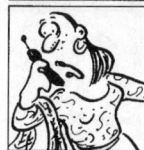

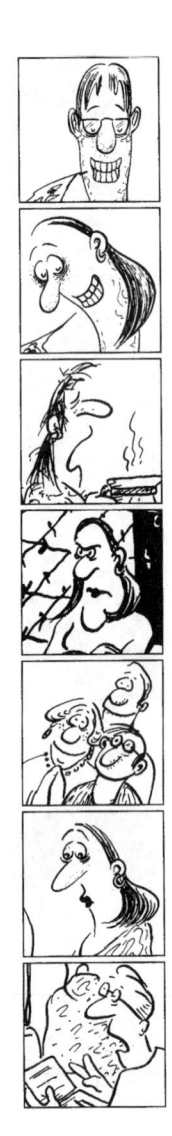

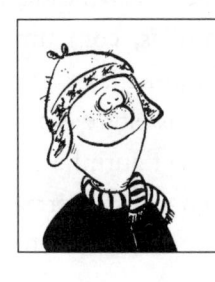

Um montão de brinquedos

Amamos o nosso filho, queremos o seu bem. Vasculhamos catálogos especializados — e com que entusiasmo! — procurando brinquedos pedagógica e ecologicamente corretos. Brinquedos que não só ajudem o bebê a descobrir os seus cinco sentidos, mas que desenvolvam e fomentem a sua inteligência e — o que chega a ser um desejo egoísta dos pais — que transformem os períodos cada vez mais longos em que o bebê está acordado em períodos calmos; quanto mais calmos, melhor. Acontece que muitas vezes não são tanto os bebês que se atiram sobre os brinquedos oferecidos, mas são os irmãos maiores que se emocionam com chocalhos, argolas e outras construções fascinantes, de madeira, de barbante ou fios, ou de juta. São eles que reviram os olhos, maravilhados, quando o joão-teimoso fica emitindo sons ao se levantar.

Os insistentes apelos feitos aos avós, tias e tios para tentar limitar a quantidade de presentes e, em vez disso, doar o dinheiro a crianças mais necessitadas, em geral não encontram ouvidos. Chega o Natal, ou o aniversário, e todos aqueles brinquedos próprios para cada idade, recomendados pelos especialistas, novamente são dados de presente para as crianças. Da fase dos tijolinhos de construção, passamos à fase da construção expandida, aquela em que figurinhas de plástico, engraçadinhas, com um sem-número de atributos em forma de roupas, ferramentas e, em especial, armas, povoam navios piratas, fortalezas, castelos e espaçonaves. Só de vez em quando aparece entre eles uma figurinha do sexo feminino, o que, se pelos pais é registrado com alguma estranheza, pelos filhos é simplesmente ignorado. Nesse meio tempo, de vez em quando se adquire, por muito dinheiro, esses *supergags* incrivelmente inteligentes — e duráveis! — em forma de caixas registradoras, escavadeiras ou edifícios de estacionamento; e sempre se podem surpreender adultos abobados às voltas com esses objetos, introduzindo por exemplo moedinhas de plástico nas fendas e girando a manivela até que o brinquedo começa a repicar alegremente. E depois, é claro, é uma verdadeira guerra para colocar tudo no lugar! Afinal de contas, os adultos querem ver os pequenos tratando com cuidado esses presentes tão caros e com isso sentir que eles lhes dão valor. Não se pode conceber que uma boneca caríssima fique jogada a um canto como um montinho de trapos!

Todos querem ver a criança brincando bem comportadinha com suas posses, sobre as quais, de qualquer forma, já perdeu todo o controle. A essa altura, o quarto das crianças está literalmente abarrotado. Na ausência dos pequenos proprietários, realizam-se *blitze* secretas, com busca e apreensão de brinquedos. Se não fosse assim, a criança talvez nem conseguisse mais chegar à sua cama, no meio de tanta coisa. Bazares beneficentes, que são realizados em alguns bairros da cidade, oferecem às crianças mais velhas uma excelente oportunidade para se livrar de brinquedos fora de moda. Mas é preciso evitar, se possível, um passeio pelo mesmo bazar beneficente mais tarde, senão a grana que acabaram de ganhar logo será investida em novos brinquedos, dos quais, por sua vez, outras crianças acabaram de se desvencilhar. Com isso, os espaços vazios na estante de brinquedos novamente seriam logo preenchidos. Às vezes, os adultos também tentam a sorte com argumentos. A conversa poderia ser mais ou menos assim:

— Querida, a sua cozinha de boneca está ocupando tanto lugar... bem que poderíamos dá-la de presente para alguém, você não acha?

— *Nããão!* — A filha, atacada dessa forma, arma-se com argumentos contrários.

— Mas há quanto tempo você já não brinca com ela! Sabe o que mais? Vamos levá-la lá para o sótão, por enquanto. Se daqui a uns seis meses você se convencer de que não precisa mais dela, podemos passá-la adiante.

— Não, mãe, isso não vai dar certo. Aqui no microondas estão dormindo as minhas *barbies*!

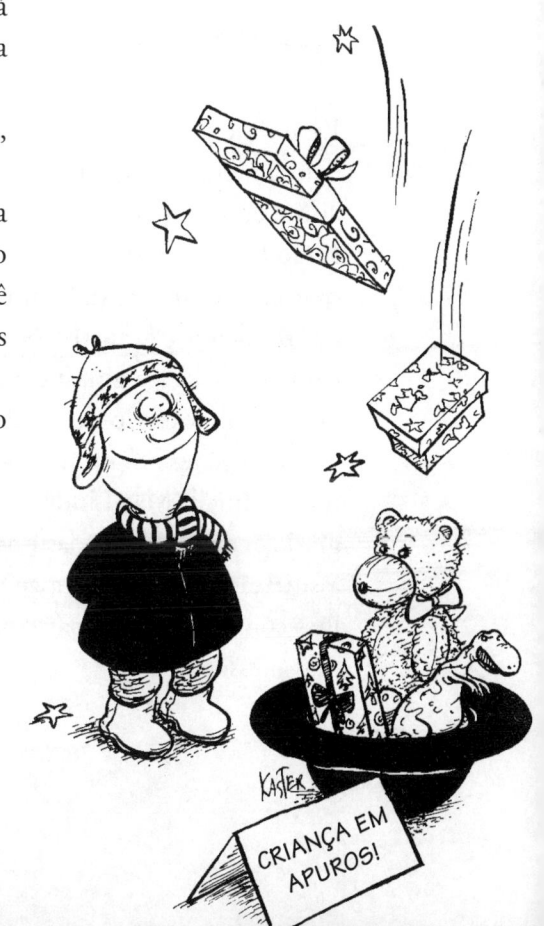

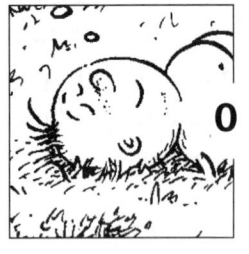 # O pelego de ovelha

Estamos esperando o nosso quinto filho. Mesmo que eu já tenha praticado meticulosamente por quatro vezes meus exercícios respiratórios, e apesar de a esta altura eu já conhecer quatro técnicas diferentes de contrações de expulsão, continuo freqüentando com entusiasmo o grupo de ginástica para gestantes. Adoro os exercícios de relaxamento. Infelizmente, eu costumava adormecer logo depois das primeiras três instruções suavemente sussurradas. Desta vez, pouco se relaxa e quase não se faz ginástica; em vez disso, fala-se muito. As jovens mães apresentam-se com excesso de detalhes.

— Já tenho um filho — diz uma, com orgulho. — Foi um parto extremamente difícil. Mas Linda e eu — e ela lança em direção à parteira um olhar de gratidão que exclui todas nós dessa agradável comunhão — conseguimos driblar a situação com a técnica *zen*. — Então ela começa a contar com todos os detalhes como esse difícil parto se desenrolou, desde a primeira contração até as últimas pressões.

— Foi exatamente assim comigo. — A mulher sentada ao seu lado entra na conversa, decidida a nos deixar participar de suas experiências singulares. — Nem precisávamos do médico, não é mesmo, Linda?

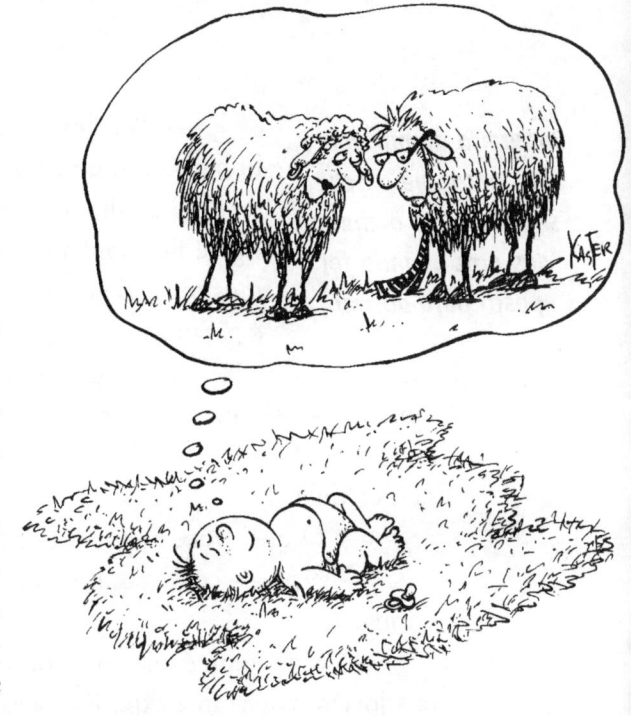

Linda concorda com suas antigas pacientes, com um sorriso bondoso no rosto. Enquanto isso, eu fico me balançando discretamente sobre os calcanhares; como eu gostaria de fazer um pouco de ginástica...

Que nada! Agora, os assuntos vão dos adicionais financeiros do convênio médico, quem conhece a funcionária encarregada, até mesmo como se recebe a grana do estado para o custeio das fraldas. Certamente isso é de importância decisiva no que se refere às despesas diárias no lar da futura mamãe; então eu me limito a suspirar discretamente. Finalmente, querem que eu também me apresente.

— Quatro filhos — digo em voz baixa e rapidamente. — Dois partos no hospital e dois em casa.

— Como assim, no hospital? — pergunta seriamente a mulher sentada à minha frente.

— É que o médico decidiu assim... Por causa da posição sentada do bebê e tal — respondo gaguejando, toda envergonhada. — Além disso, onde morávamos antes não havia parteiras que fazem parto em casa. Foi isso.

— Ah, bom. — As outras se voltam para perguntas mais importantes, do tipo: hora de mamar, fraldas de musselina, receitas de papinhas e cueiros. Ajeito um pouco a minha enorme barriga e fico sonhando e imaginando como seria bom se estivéssemos todas deitadas de costas, caladas, movendo as pernas para lá e para cá.

... "pelego de ovelha" — eu ouço de repente e acordo abruptamente. — O que é que tem o pelego de ovelha? — pergunto inocentemente às outras. O rosto de todas as mulheres se voltam para mim, expressando surpresa incrédula.

— O quê? Você não tem um pelego?

— Não! — confesso, notando o espanto provocado por essa simples palavrinha.

— Mas como é que você conseguia fazer os seus filhos dormir? — pergunta a jovem mãe com a experiência *zen*.

— Bem, eu ficava balançando, cantando e assim por diante — respondo, gaguejando, totalmente insegura e confusa.

— E quando você teve seu último filho? — pergunta meio desconfiada outra colega do curso.

— Há quatro anos.

As mulheres trocam entre si olhares expressivos que parecem dizer muito. Mães e pais conscientes, meses antes do prazo estipulado para o parto, compram um pelego de ovelha (que naturalmente passou por uma limpeza e, no entanto, é bem natural) e passam a dormir sobre ele, para que o bebê sempre sinta o cheiro dos pais quando for posto para dormir. Fico admirada e decido comprar imediatamente o tal do pelego de ovelha. Isso faz com que volte um clima de entendimento entre mim e as minhas companheiras grávidas. Elas logo me dão muitas dicas de onde conseguir os melhores pelegos pelo melhor preço.

Ao sairmos, uma jovem me puxa pela manga:

— Diga-me uma coisa... seus filhos realmente dormiram assim, sem um pelego de ovelha?

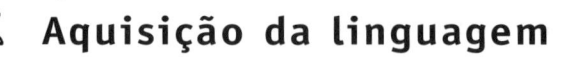

Aquisição da linguagem

Fascinados e deslumbrados, os pais ficam ouvindo os primeiros sons emitidos pelos seus pequenos. Na verdade, no primeiro momento trata-se basicamente do bem conhecido berreiro dos bebês, contendo a seguinte mensagem: "Se não me derem logo algo para engolir, vou berrar até que seus tímpanos estourem ou até que vocês fiquem com enxaqueca ou até que o dono da casa os despeje!" Como as três conseqüências acima devem ser evitadas a todo custo, os pais nessa fase começam a assemelhar-se ao cão de Pavlov: ao primeiro ruído, levantam de um salto e não há modo de pará-los, pois em todas as tentativas de resistir ao comando de ficar simplesmente sentado, a criança sempre ganha de um a zero.

Depois vêm os primeiros sons gargarejantes, grasnantes, assobiantes e os zumbidos — enfim, tudo aquilo que esse lindo pedacinho de gente já consegue forçar através da glote. Sempre é surpreendente observar como os tons mais estranhos podem provocar um enorme sorriso no rosto dos pais, que orgulhosamente anunciam:

— Você ouviu? Ele acabou de dizer 'mamãe'.

"Mamãe" pode ser um som parecido com "mme", ou "papai" com "apu", mas isso não importa, não incomoda nem um pouquinho os felizes pais, pois entraram com os ouvidos na alma de seu bebê e sabem, lá no fundo, o que ele quer dizer.

Florian olha para mim. Com certeza quer me comunicar algo.

Mas a aquisição lingüística gradativa é irreversível. Sílabas sonoras são associadas pela família com determinadas mensagens; todos estão de acordo nisso: a criança sabe falar. Essa é uma situação muito satisfatória, pois a comunicação, assunto do qual todo mundo fala e cujo fracasso enche os bolsos de tantos terapeutas e médicos, já está em andamento. Há esperança de que os envolvidos futuramente comunicarão coisas que transcendam em conteúdo algo como fraldas sujas, pratos vazios ou o cachorrinho do vizinho.

Mas as crianças estão sempre um passo à nossa frente, pelo menos é essa a impressão que eu tenho desde aquele passeio de bicicleta que Florian e eu fizemos um dia desses.

Florian tem um ano e meio, e na maior parte do tempo ainda está feliz da vida, mesmo sem falar. De bom humor, permite de vez em quando ser amolado com assuntos de linguagem. Por isso, andando com ele de bicicleta, cantamos um pouco, que é coisa de que ele gosta, e depois costumo deixá-lo em paz. Somente alguns ciclistas que vêm na nossa direção olham um tanto perplexos, enquanto passam por nós dois.

Num campo próximo, uma vaca está pastando. Florian olha para mim. Com certeza quer me comunicar algo. Deixo de cantar a terceira estrofe da canção e fico ouvindo muito atentamente.

— Lá! — Florian aponta para a vaca. — Cacholo!

— Não, Flô, isso não é um cachorro. É uma vaca.

Florian amistosamente faz que sim com a cabeça. De novo, eu insisto:

— Uma vaca, Flô.

Ele continua me olhando com simpatia e fica em silêncio.

Depois, passamos por um pequeno rebanho de ruminantes. Florian olha atentamente, então se dirige a mim e diz, radiante:

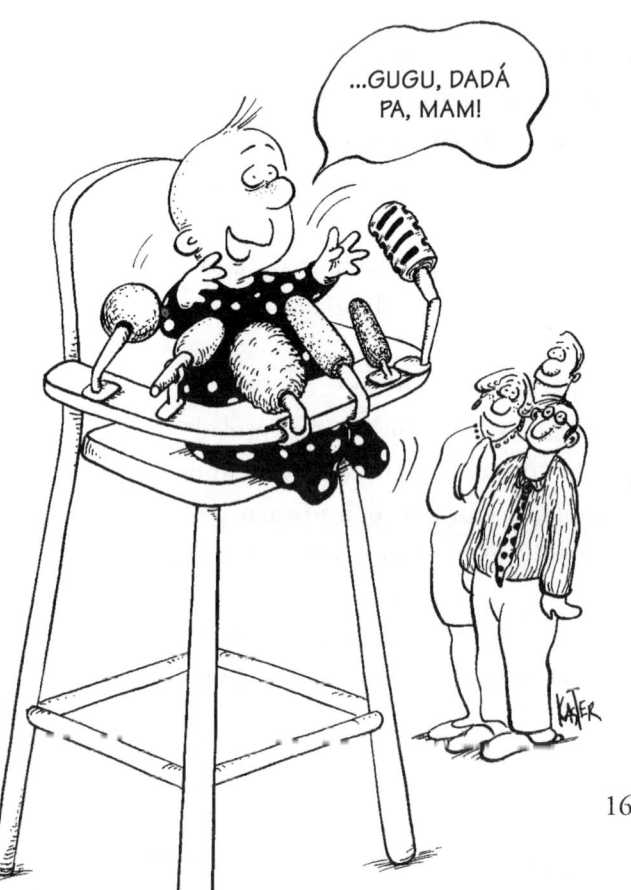

— Vaca!

— Bem, quase — admito. — São vacas. Sabe, Flô, uma vaca e mais outra e mais outra — isso são vacas.

— Vaca — insiste Florian.

— Não — repito com muita paciência. — Uma vaca e mais uma vaca — isso são vacas.

Florian me olha com jeito sombrio. Já não está feliz.

Franze a pequena testa e depois declara com voz firme:

— Cacholo!

Bem-feito para mim.

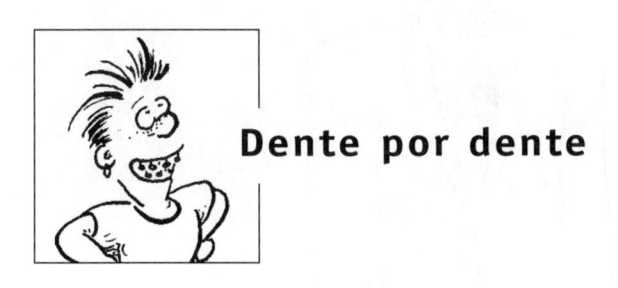

Dente por dente

Quanta alegria, cada vez que aparece o primeiro pontinho branco no maxilar do bebê! Já dias antes, mamãe ou papai passaram a ponta do dedo delicadamente sobre o local, apalpando para ver se já aparecia algo — pois em geral os primeiros dentinhos são precedidos por muito berreiro, para que ninguém perca esse momento tão importante.

Por fim, todos os dentes de leite estão aí, e a gente acaba por se acostumar à vista dos dentinhos perolados; o cuidado odontológico já se tornou um ritual diário, como condição para todas as histórias contadas ao pé da cama, para fazer a criança dormir. E então, pimba!, o primeiro deles cai, e depois de um tempinho, a carinha doce da criança ganha uma expressão incrivelmente sapeca e esperta. Começa, então, o período mais difícil, pois chegam os dentes permanentes, o que traz conseqüências de longo alcance. O que agora for tratado com broca ou tiver de ser retirado, será para o resto da vida!

Mas, por enquanto, os novos dentes estão enfileirados, ali naquele maxilar minúsculo, tortos, inclinados, e ainda não combinam em nada com o pequeno

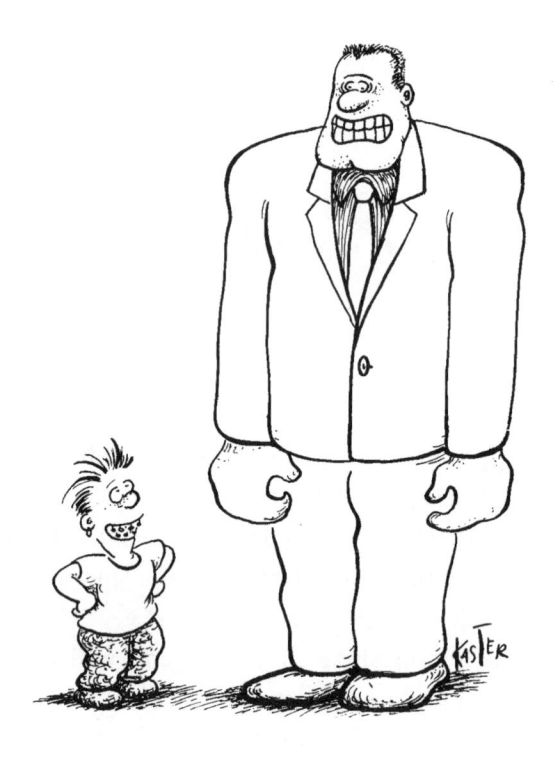

rosto. Algum tempo depois fica evidente que a natureza foi previdente demais, e em seguida precisa-se de especialistas, para que a criança, mais adiante, possa dizer — xis — nas fotos, sem que a tia Clotilde desmaie...

Hoje em dia, os especialistas nesses assuntos, chamados ortodontistas, mantêm convênios muitos complicados com os planos de saúde; isso significa que, caso as instruções médicas dos especialistas não sejam seguidas, estes comunicarão o fato aos respectivos planos de saúde conveniados. Então, os pais terão de pagar do próprio bolso pela meta não alcançada. Por meio de métodos como esse, todos os envolvidos são imbuídos de um fantástico espírito de equipe e agora todos estão puxando a mesma corda, ou seja, convencem os filhos de que as estranhas aparelhagens noturnas não representam um estágio preparatório para converter-se no Professor Pardal, mas servem para o alinhamento regular dos dentes.

Muito melhor estão aqueles que têm os aparelhos ortodônticos brilhantes colados sobre os dentes, pois não dá para negar uma leve semelhança destes com o vilão dos dentes de aço do filme de James Bond...

Mas também esses necessitam ser controlados rigorosamente antes e depois da limpeza dos dentes. Maior folga têm aquelas crianças que usam um aparelho removível, o qual, no entanto, também tem seus "poréns". Pode acontecer, por exemplo, que estando num restaurante, a criança retire o aparelho dentário e o embrulhe discretamente num guardanapo. Então, chega um dos irmãos que, sem querer, pega esse mesmo guardanapo, de modo que o aparelho ortodôntico voa pelos ares.

Ou então, o aparelho é guardado naquele recipiente de plástico com formato de maçã e sempre um pouco trincado; ao andar com o recipiente, este bate a cada passo como se a criança tivesse alguns ossinhos soltos.

Uma vez, aconteceu-nos algo muito ruim, no exterior. Depois de uma briga violenta entre os irmãos, Flô chegou chorando e colocou debaixo do meu nariz o aparelho partido em dois. Foi necessário consultar um dentista, na cidade vizinha, para saber se era possível colar aquele palato de plástico, e se a cola instantânea não se revelaria tóxica, dentro da boca.

Este bate a cada passo como se a criança tivesse alguns ossinhos soltos.

Vários livros grossos precisaram ser consultados e solicitou-se a assessoria de um colega do dentista, via telefone. Por fim, chegou o resultado de tanto cuidado dedicado a pacientes que nem sequer possuíam um atestado de saúde decente: sim, era possível colar.

Bem, fomos direto à drogaria e compramos a tal da cola milagrosa. Depois de poucos segundos, a dentadura de Flô já estava de novo emoldurada, bonitinha, e o problema mais imediato estava resolvido.

Aí, logo depois de tudo isso, percebi que havia algo que não encaixava no que tinha acontecido:

— Agora me explica uma coisa: como é que o Johnnie conseguiu *pisar* na sua boca?

— Bem, pois é... não foi bem isso.

— O quê??

— Ele me pisou normal...

— Mas, e o aparelho?

— Ora, tava no bolso da calça.

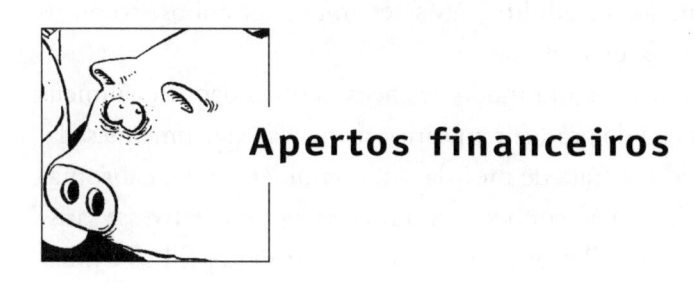

Apertos financeiros

Em algum momento na vida das crianças, chega a época em que os queridos baixinhos, mesmo sem treinamento em ciências econômicas, começam a possuir conhecimentos sólidos sobre o valor das mercadorias e o meio de troca habitual. Bastam algumas moedas para convencer as máquinas automáticas a expelir essas bolinhas de chiclé, cheirando a pura química, ou até um desses presentinhos de plástico, *belorríveis*.

Mas, para conseguir complementar a tão necessária coleção de *Lego* ou de *Playmobil*, ou mesmo para um *skate inline*, são necessárias as cédulas. Aí as crianças ficam chateadas com os pais que simplesmente não entendem, e que ficam enrolando para entregar — e olhe lá — os papeizinhos coloridos com o poder mágico de compra. É claro que toda criança sabe que o dinheiro se consegue em todo e qualquer banco: só precisa ir ao caixa automático. Mas, infelizmente, esse dinheiro é gasto pelos adultos muitas vezes em coisas tão supérfluas quanto pneus ou panelas. De qualquer modo, as crianças não conseguem compreender por que a disponibilidade ilimitada de moedas e cédulas não leva automaticamente ao acúmulo de doces, balinhas e chocolates — mas, de qualquer modo, os adultos são seres muito estranhos, como as crianças bem podem atestar.

Por isso, só há um modo de chegar à posse daqueles alimentos sob suspeita de produzirem cáries: a criança exige uma mesada.

Quando se trata de mesada, a paz familiar termina abruptamente. Até hoje, não conheci nenhuma criança que estivesse satisfeita com o valor de sua mesada. Possivelmente, só estão satisfeitos filhos e filhas de milionários, mas esses não fazem parte do nosso círculo de amizades. As crianças que conheço apresentam em casa verdadeiras listas de colegas que recebem mesada muito maior do que a delas, além de terem pais muito mais simpáticos e agradáveis, já que generosamente permitem que seus descendentes participem do uso da renda familiar.

Os nossos filhos são especialmente pobres.

Na discussão semestral destinada à determinação da cota de mesada, ficam sentados ao redor da mesa, com cara de sofrimento, queixando-se amargamente.

— Não só é totalmente mixuruca o que recebemos; ainda por cima, é muito irregular. Assim não dá pra planejar nada! — é a queixa de Alexander.

O pai chama a sua atenção para o fato de que o pagamento aos sábados à noite fracassa por falta de cédulas de valor baixo e de moedas em quantidade suficiente, já que nas compras de fim de semana se descuidou de manter uma soma em trocados.

Flô funga com desprezo.

— É, né? Vocês ficam relaxando, e por isso ficamos sem dinheiro ou recebemos muito tarde. Assim é demais!

Finjo não ouvir aquele "Traidor!" cochichado, além da dica amistosa "Também aceitamos cédulas maiores, se é esse o problema." Em vez disso, mando Alexander ir até a banca de jornal.

Assim a distribuição de dinheiro acontece e temos em casa um jornal que ninguém quer ler.

Para evitar essa cena que se repete quase toda semana, informo-me na Caixa Econômica que fica na esquina de casa. É claro que há contas para crianças, e naturalmente os pequenos clientes também podem retirar pequenas quantias, desde que não seja nos três primeiros dias do mês.

Então, abrimos contas para as crianças e transferimos a mesada mensalmente. A Caixa Econômica está contente e as crianças contemplam encantadas as suas cadernetas de poupança de um vermelho berrante. Suspiramos aliviados: já nos livramos dessa chateação. Faz parte desse novo convênio de mesada que daqui para a frente todos sejam responsáveis pela própria grana, observem os horários bancários e nunca mais peçam empréstimos a seus pais.

Mas aí Benjamin quer ter de presente, no seu aniversário, um cofrinho de aço, para depósitos caseiros de somas que retirou. Esse cofre o encanta tanto que precisa levá-lo consigo ao exterior, nas férias. Mas já que na Itália é difícil achar algum dono de loja que aceite marcos alemães, o cofre perde sua importância, e, no fim das férias, a chave do cofre fica esquecida na cabana. De volta à casa, Benjamin lembra apavorado que dentro do cofre guardou também a caderneta de poupança. As semanas e os meses seguintes viram um tormento para ele. A mesada é depositada regularmente e ele não consegue mexer na conta.

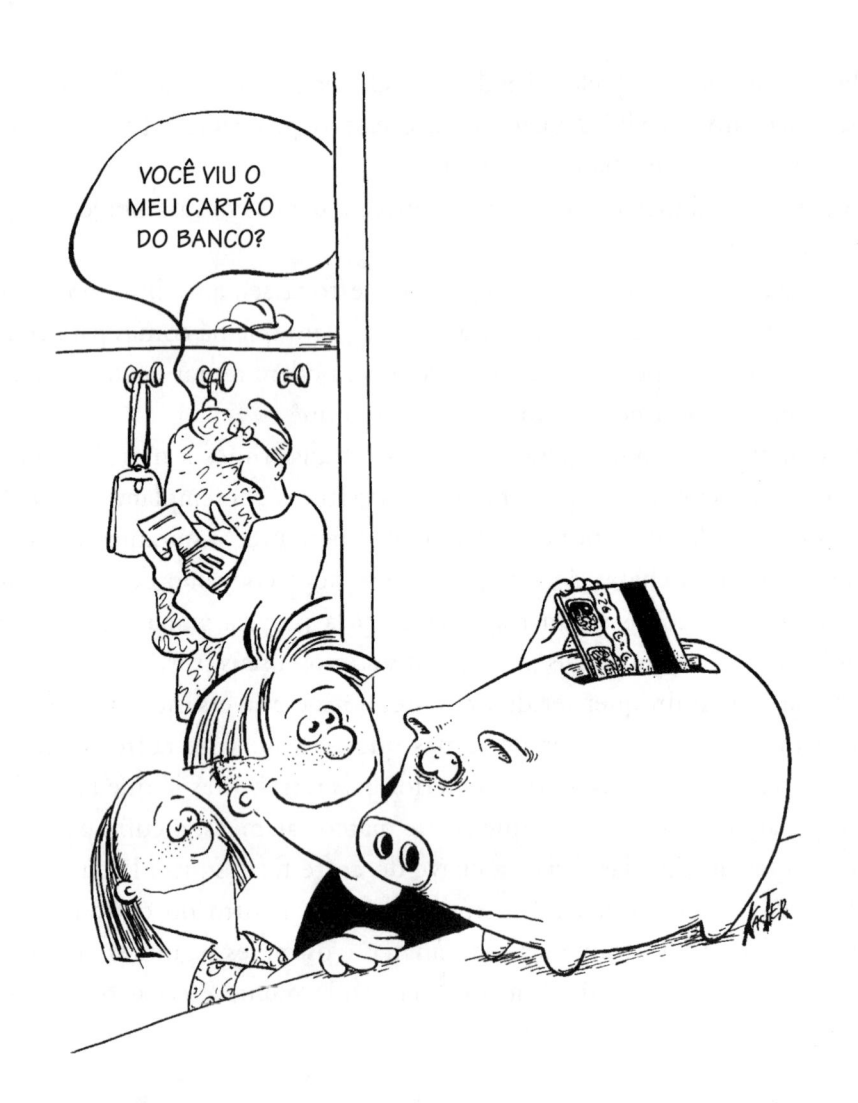

Os irmãos sorriem com deboche, fazendo comentários do tipo "economia forçada", enquanto Benni fica diante de seu cofrinho, pensando com saudade em sua caderneta vermelha, que fica acumulando somas enormes. Quando o Natal se aproxima, ele quer emprestado dinheiro dos irmãos para comprar os presentes, pois não quer faltar ao contrato que fez com os pais. Rejeita, ofendido, a minha oferta às escondidas de lhe dar um pagamento adiantado. A exigência de Benni, porém, traz sérios problemas de liquidez a seus irmãos; por isso ele chega a se lembrar de trabalhos manuais que fez no jardim-de-infância e eu volto a ganhar, uma vez mais, uma daquelas estéticas bases para panelas, feita de prendedores de roupa.

Na Páscoa, estamos de volta à cabana. Benjamin procura a chave do cofre que levou consigo. Torna-se uma empreitada difícil, e só por acaso finalmente é encontrado o objeto valioso. Esteve o tempo todo debaixo do carpete, no carro.

— Olha — diz Benni com um suspiro profundo —, toda essa história com o dinheiro é uma chatice. Uma hora você tem e não consegue tirar. Depois você tem e poderia ter usado, mas não sabia que podia! O melhor seria nem precisar de dinheiro.

— Bem — opina Flô. — Francamente, cara: ESSES tempos já era!

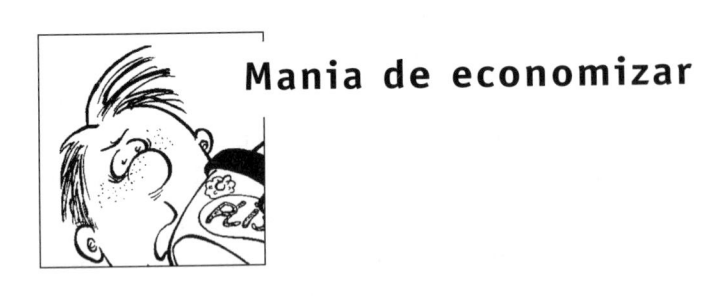

Mania de economizar

É bastante estranho — além de cansativo — com quanta perfeição os papéis podem ficar invertidos nessa relação de pais e filhos. Por exemplo, quando esses amados baixinhos nos jogam nossos próprios ditos na cara, isso pode soar bem agressivo e a gente se admira de como a inocente boca infantil é capaz de enunciar algo tão grosseiro. Afinal de contas, de onde eles tiraram isso? Essa falta de amabilidade e calor humano é perturbadora, uma vez que nós, pais, sempre nos esforçamos ao máximo!

Tal é a situação que pode acontecer quando se ouve, naquele inconfundível tom de quartel: "Mas quem foi que *de novo* deixou todas as lâmpadas acesas?" O pior é que há duas gerações essa família se nega a prestar serviço militar!

Ou então, alguém grita apavorado: "Quem foi o brutamontes que ligou de novo a calefação no máximo?" Nesse caso, admito a minha falha com sentimento de culpa e suspiro, pois o que é que as crianças sabem sobre problemas de circulação sangüínea e pés gelados? Mas o rígido controle de desperdício paterno e materno também se estende para além das paredes do lar.

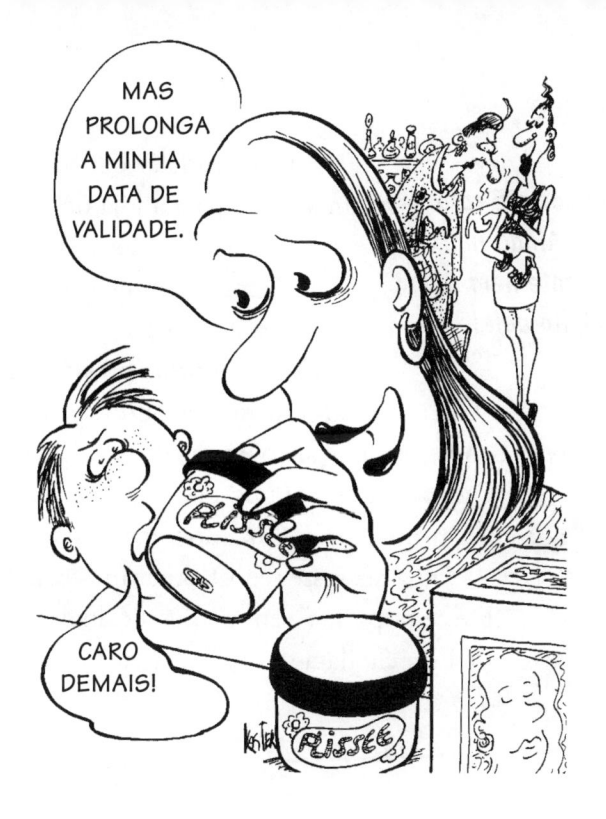

— Na loja da senhora Özmir a alface custa 10 centavos menos do que no Khalil! — me criticam, mas Benni, o autor da crítica, não considera que a loja do Khalil é pelo menos 500 metros mais adiante, e a logística de compras ensina que a bolsa pesada das compras deve ser carregada o menos possível.

Sem dó nem piedade a gente é repreendida em restaurantes, na frente de todo mundo:

— Tudo isso de gorjeta? E eu? Nunca ganho um aumento de mesada!

E isso sem falar das ocasiões em que os baixinhos acompanham a gente para a loja de cosméticos; eles arregalam os olhos e dizem aos quatro ventos:

— Gente, como é caro esse creme! Ainda mais que a gente nem vê o efeito dele!

Com a enorme pressão é preciso justificar-se, apresentando um argumento incontestável: o progresso em anos de vida também condiciona o avanço em preços de cosméticos.

Que alegria incontida não se sente quando os próprios baixinhos são os que entram numa fria! Quando a maninha critica o irmão maior:

— Olha aí... esse teu Ovomaltine custa muito, muito caro!

E esse responde, sem perder a calma:

— Essa é a data da validade, viu?

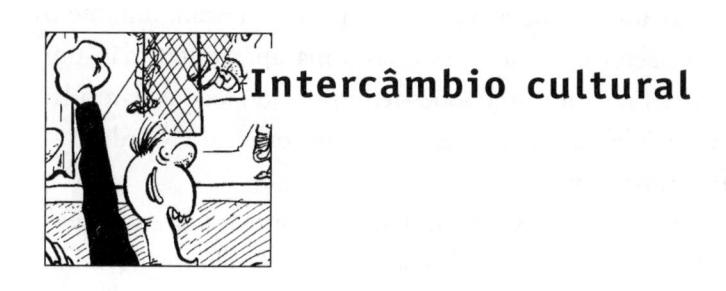 # Intercâmbio cultural

— Mamãe, o que é cultura, afinal? — Johannes entra no quarto, com a testa franzida.

Procuro uma formulação concludente.

— Veja, cultura é algo que não se precisa diretamente para viver, mas torna a vida muito mais bela e mais interessante.

— Ah, é — o rebento responde. — Você se refere ao futebol.

— Bem, pois é, o esporte faz parte, claro. — Respiro fundo para dar bastante peso à minha voz e àquilo que agora vou dizer:

— Dia desses a gente ouviu uma canção que falava em rosas. Dá pra ouvir de novo?

— Mas cultura também significa pintura, música e literatura. É tudo aquilo que vocês aprendem na escola.

— Não, geralmente não temos isso. Além disso — Johannes me olha como se estivesse duvidando — eu acho o futebol muito melhor.

É claro que não posso dar o contra se nossos filhos são todos fanáticos por futebol. Mas quando eu procuro entender o porquê da singular ação, durante o jogo da equipe de seleção nacional, onde as pessoas, uma após outra, dão um pulo, em cada gol de Werder Bremen, como joões-teimosos, sou logo esclarecida:

— Mas, mãe, isso é a "ola", a onda — me explicam os fãs do Werder. — Com isso, a gente honra a nossa equipe.

Em vista desse entusiasmo tão óbvio e do déficit de outros entretenimentos de cunho cultural, um plano maquiavélico se desenvolve dentro de mim. Deve haver uma possibilidade... Portanto, adquiro para a próxima viagem longa de férias um CD com música clássica, as árias de — *As Bodas de Fígaro*, por acaso, minha ópera predileta.

Infelizmente, mais tarde isso viria a ser quase um tiro pela culatra, pois logo depois de eu ter colocado o CD pela primeira vez, discretamente, e os doces sons encherem o nosso carro lotado de gente e de bagagem, o chefe da casa se perde nos subúrbios de Milão. Enquanto os 40ºC à sombra queimam sem dó nem piedade o teto de nosso carro sem ar-condicionado, começam os gritos de protesto:

— Mas que música é essa! Que é isso? Será que a gente não pode ouvir o CD dos Simpsons? — e assim por diante. Constato que se trata de uma falha no meu programa cultural e deposito o testemunho de cultura operística ocidental outra vez em sua caixa.

Mas que milagre! Alguns dias depois, primeiro um deles começa a assobiar um trecho no chuveiro, depois outro fica cantarolando ao secar a louça e, por fim, Benjamin pergunta:

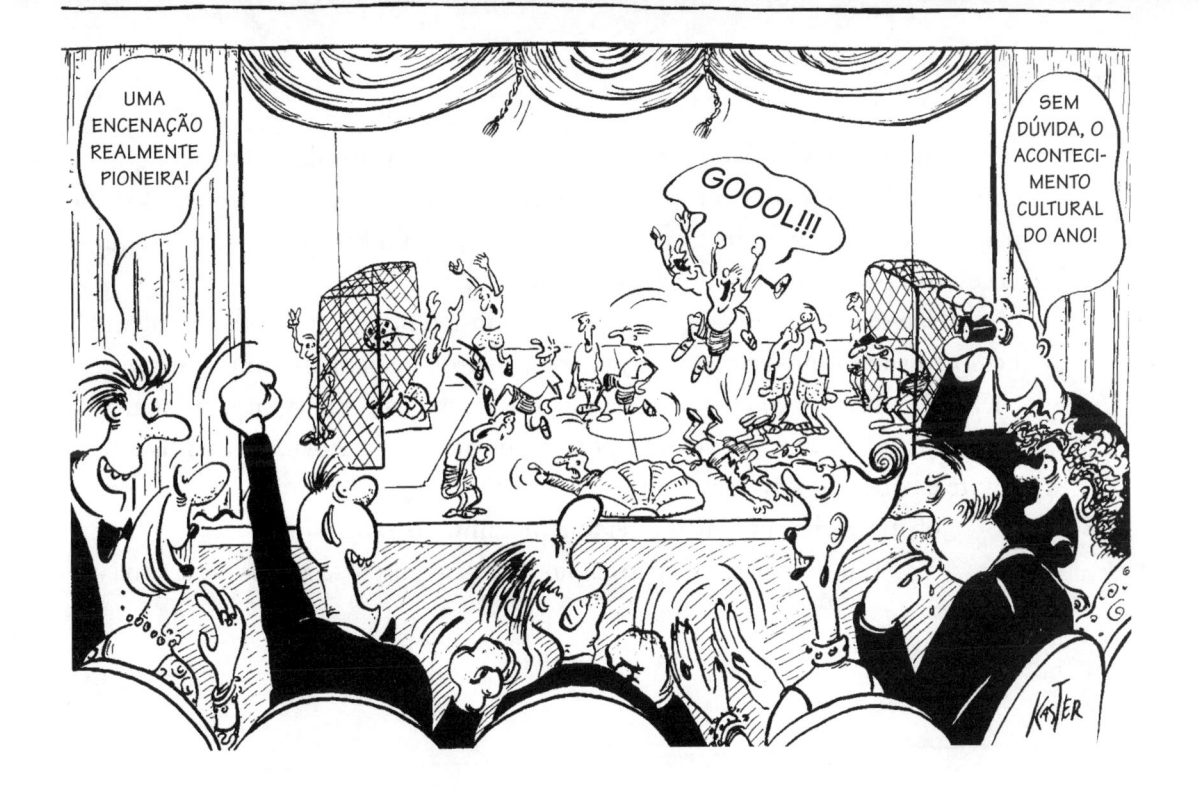

— Dia desses a gente ouviu uma canção que falava em rosas. Dá pra ouvir de novo?

Dá. E nos últimos dias de férias, todos acompanham cantando entusiasticamente as árias e os duetos, e até o pai agora conhece o enredo da ópera, pelo menos, grosso modo. Então é uma conseqüência lógica que nas férias seguintes decidamos ir à ópera, com toda a filharada, pois é temporada de *As Bodas de Fígaro*.

Informamos nossos descendentes diretos a respeito das diferenças que há entre assistir a uma ópera e ir a um concerto de música pop. Por exemplo, que não convém cantar junto em voz alta ou bater palmas ritmicamente, e que é necessário permanecer no lugar até o intervalo.

Na verdade, nem precisávamos tê-los instruído. Com os olhos brilhando, nossos quatro filhos seguem a trama e cantarolam bem baixinho, o que não chega a ser problema, uma vez que estamos quase a sós na segunda galeria.

Quando a cortina desce depois do primeiro ato, aplaudem entusiasticamente e batem os pés, mas bem discretamente.

Johannes chega ao meu ouvido e pergunta, bem baixinho:

— O que você acha? O pessoal no palco vai gostar se a gente fizer uma *ola* pra eles?

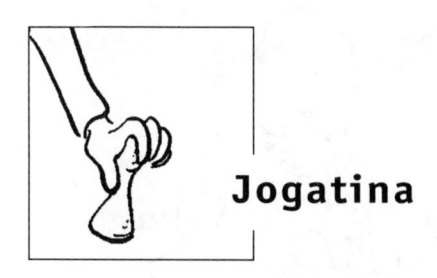

Jogatina

"Ficar velho, sim; ser velho, nunca", diz um provérbio muito citado. Pode até ser, mas algo diferente me ocupa. Todos sabem que os filhos fazem parte da nossa vida, mas ninguém quer ter de agüentá-los.

Nada a estranhar, pois é bem cansativo. Nem vamos pretender ser diferentes: os anjinhos de olhos grandes, covinhas nos lugares mais inusitados e alto grau de uma inteligência que já se mostra muito precocemente... bem, eles também são barulhentos e ruidosos, produzem sujeira sem parar e roubam a todos até o último dos nervos. Portanto, bem-feito para aquele que arruma voluntariamente monstrinhos desse tipo? Mas é claro! E, na verdade, isso só funciona em termos de voluntariado — ou pelo menos seria um enorme progresso, se realmente fosse assim. Pois os custos são tremendamente altos. Em primeiro lugar, o sono noturno vai para o beleléu. Esse fato atinge as pessoas em diferentes graus de gravidade, dependendo dos respectivos hábitos noturnos.

Todo mundo sabe. Mas dificilmente alguém adverte os futuros pais quanto a um mal verdadeiro que, diferente do sono noturno sempre interrompido,

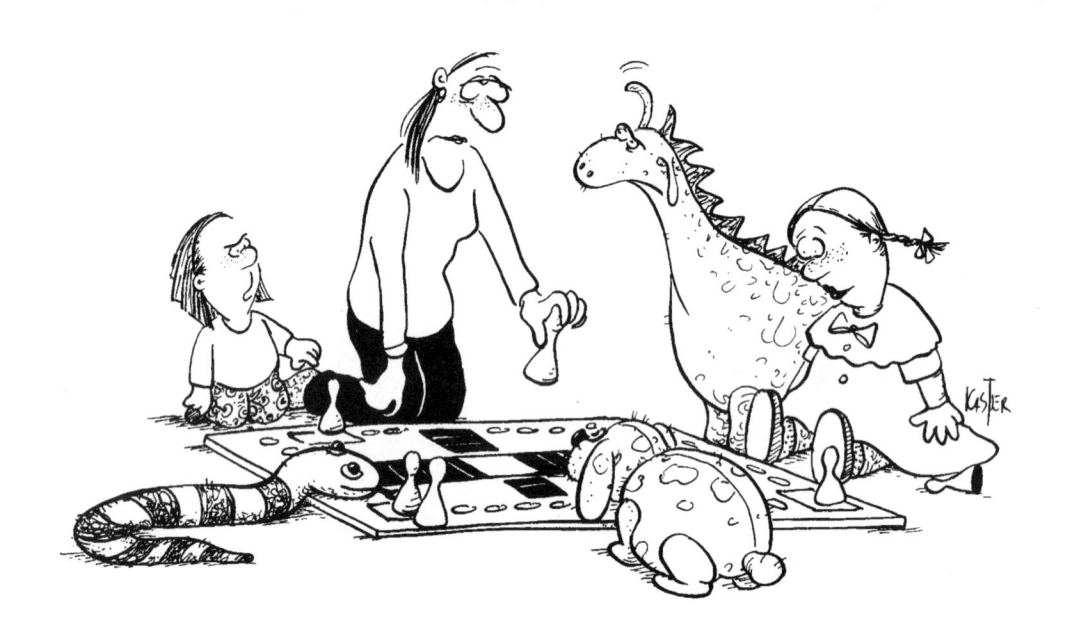

não diminui com os anos, mas, muito pelo contrário, aumenta cada vez mais. Refiro-me à obrigação de brincar. Felizes aqueles que em tempo hábil encontram um grupo de crianças, no qual se joga ou se brinca com as crianças, por assim dizer 'profissionalmente'.

Confesso-o com toda a sinceridade: nunca cheguei a gostar de construir torres, muito menos três por dia. Em vez disso, gosto de ler para as crianças, muito e muitas vezes. Azar para aquele filho com alma de futuro arquiteto. Ou, quem sabe, essa se desenvolva ainda melhor com um pouco de resistência. Quem sabe?

Pelo menos tenho a convicção de que o grau de maternidade vivida no dia-a-dia não pode ser deduzido pela quantidade de torrezinhas construídas, paisagens de *Lego* ou bichinhos de pelúcia, enfileirados com capricho.

Mas aí os baixinhos crescem e descobrem os assim chamados jogos de tabuleiro. Naturalmente, agora precisam de companheiros de jogo adultos. Primeiramente, porque estes sabem ler as regras e com isso se elimina um motivo bem chato para brigas; por outro lado, porque seguem as regras, de modo que se elimina outra causa para eventuais brigas. E por fim, porque geralmente o prazer de jogar aumenta quando bastante gente participa.

> *— Se você não concorda com alguma coisa, fica jogando as figuras para todos os lados.*

Bem, não sou desmancha-prazeres. É claro que vou participar. Mas vejo *War* somente como algo capaz de minar relações interpessoais de forma melindrosa e duradoura; inclusive o *Não esquenta, cara!* só faz motivar constantemente o exato contrário.

Agora, quando Johannes vem e quer jogar de novo precisamente esse "*Não esquenta, cara!*", entro com o seguinte argumento:

— Não vou mais jogar isso com vocês, pois o Flô é muito pequeno para esse jogo, nem sabe jogar isso ainda!

— Sei, sim — diz Flô, bastante ofendido. — Eu sei jogar.

— Não, senhor! — contesto energicamente, vacinada por experiências anteriores. — Se você não concorda com alguma coisa, fica jogando as figuras para todos os lados e vira o tabuleiro!

— Pois é — é a verdade e Flô não pode negá-lo. — Jogar, eu sei jogar bem!

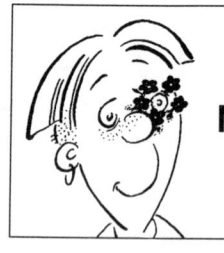

Na ponta da língua

Benni tem dez anos e volta da escola com um olho roxo. Durante o jantar, apresenta-o orgulhosamente. Na verdade, está doendo *muuuito*, mas ele é o centro das atenções.

— Nossa, onde você conseguiu isso?

— A gente teve uma briga no pátio da escola...

— Mas por quê? — Logo fico imaginando o meu filho protegendo uma menina turca, pobrezinha, contra um bando de brigões, ou engajando-se de algum modo pelos maltratados, marginalizados e rejeitados pela sociedade. Passo minha mão carinhosamente sobre a marca tão exposta de seu engajamento corajoso.

— Bom, na verdade, o motivo foi o futebol.

— Como assim? — Certamente o meu rosto expressa a minha decepção: nada me resta da fantasia de um pequeno Robin Hood.

— Foi assim: O Thorsten disse que Werder não ia conseguir de novo ser o titular do Campeonato Alemão este ano. E o Werder está acabado mesmo, porque venderam os melhores jogadores, ele falou.

— Venderam? Tipo... comércio de escravos?

— Mããããe! — Um grito atormentado do fundo da garganta. — É assim que se diz, né?

— Ah, bem. E daí?

— Bem, aí o Hüsseyn e o Cengiz também xingaram o Werder, e a gente começou a empurrar um pouco, e eles bateram de volta, assim... bem sujo, mesmo. E essa não dava pra deixar passar, a gente se defendeu; e de repente virou uma tremenda pancadaria.

Os irmãos maiores sorriem sarcasticamente, a irmãzinha olha Benni com grande admiração.

Eu acho que não dá para deixar assim.

— Já vi que vocês pensam que ficar dando pancadas é coisa normal. Mas vivem protestando contra qualquer guerra, contra violência armada, como é isso? Vocês precisam entender que a paz começa no dia-a-dia e que a gente também pode solucionar questões polêmicas pela conversa.

— Claro, e até lá a gente leva dois olhos roxos ou, como o Benni, quatro! — Florian me olha com pena.

— Às vezes vocês, adultos, também *não capiscam* nada mesmo!

Entramos numa discussão acalorada sobre o sentido e a utilidade de controvérsias sendo disputadas no corpo-a-corpo.

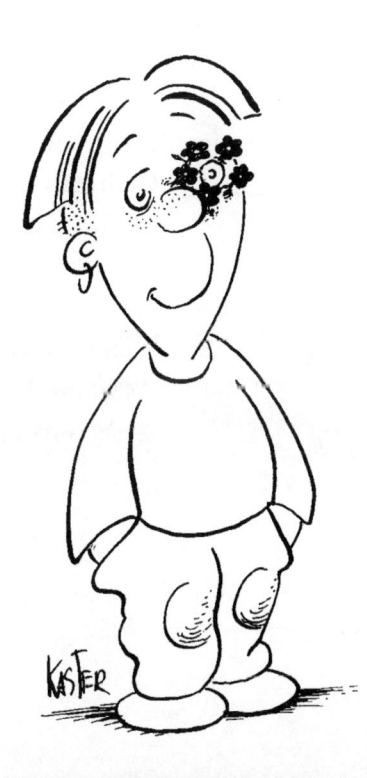

— E aí eu chutei um deles, ele ficou gemendo bem forte e segurava a barriga.

— Eu também quero! — Rose se intromete e leva uma bronca de Johannes.

— Você só tem sete anos e nem pode opinar ainda.

— Posso, sim. Porque, quando um dia desses eu estava voltando da Educação Física, os Kupinskis vieram na minha direção, vocês sabem, aqueles caras bem danados da Rua Rossbach.

— Claro que sim. E daí? — Benni suspira, pois já não é o centro do interesse geral.

— E aí eles falaram umas besteiras, tipo dar beijocas e essas coisas. E daí queriam tirar a minha mochila de ginástica, e aí eu dei um chute num deles, bem em cima, como treinamos na aula de ginástica, contra uma parede de rapel.

— E?? — Agora os irmãos ficaram mesmo curiosos.

— E aí eu chutei um deles, ele ficou gemendo bem forte e segurava a barriga. E aí eles se mandaram, bem rapidinho.

Os irmãos ficam se olhando por cima da mesa, constrangidos.

— Ai, ai, ai — diz Flô.

— Ô mãe — a lutadora de caratê amador se dirige a mim. — Tava certo, não tava? Às vezes a gente precisa dar um chute, ou não?

Agora sou eu quem suspira.

— Claro. Há situações em que a gente precisa chutar, naturalmente.

— Mas não precisa ser sempre naquele lugar — afirma Johannes.

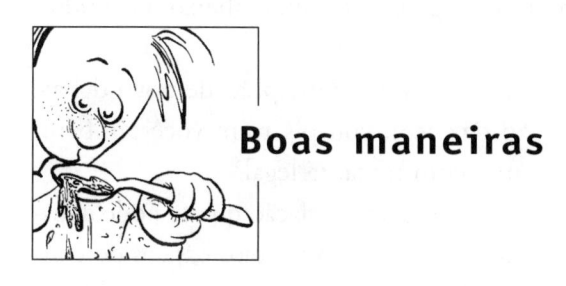

Boas maneiras

Sou declaradamente simpatizante das boas maneiras. Em especial, quando se trata de nossos filhos. Vivo estragando uma e outra refeição tranqüila, tratando das maneiras de meus filhos à mesa, em vez de me dedicar ao meu delicioso rosbife. Entre outros temas, nisso se enquadram as mãos colocadas sobre a mesa, não ficar enfiando o dedo no nariz, não encher a colher com sopa, para que esta não volte ao prato enquanto está sendo sorvida (o que, aliás, também não é permitido). Às vezes eu me sinto cansada demais para ficar observando ou tive o meu dia do "Deixa pra lá..." ou algo mais importante para fazer. (Com certeza, há coisas mais importantes na vida do que observar as boas maneiras de nossos filhos à mesa!) Nesse caso, fico calada, assistindo os pequenos se repreenderem mutuamente. É claro que cada um está convencido do seu próprio comportamento impecável, pois sempre são só os outros que se comportam mal.

É claro que cada um está convencido do seu próprio comportamento impecável, pois sempre são só os outros que se comportam mal.

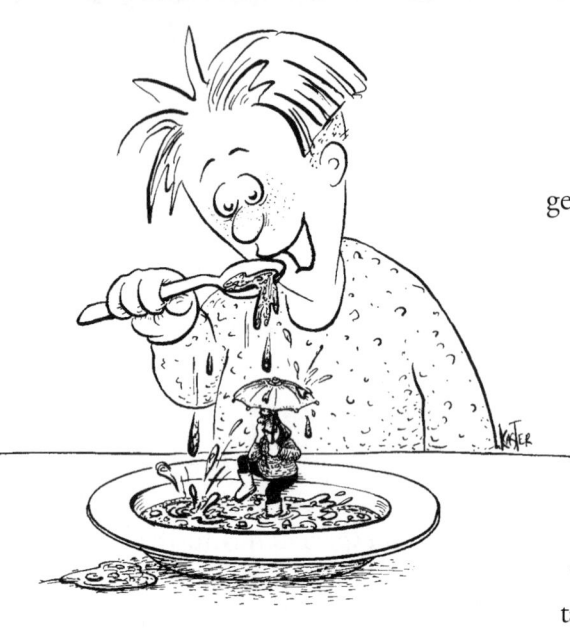

— Ei, tira a mão da lâmina da faca. A gente só pega a faca aqui embaixo, tá vendo? Ou:

— Se você me pisar de novo debaixo da mesa, vou pisar em você também, mas com força, tá legal?

É com satisfação que se pode constatar que certos princípios básicos do convívio humano obviamente são entendidos e seguidos por todos. Além do mais, meus nervos têm a consistência de fios de aço e agüentam um bocado! Mas eu ficaria arrasada se a fofoca interfamiliar divulgasse que meus filhos não sabem como segurar um garfo ou para que serve um guardanapo. Todo o meu orgulho de mãe está em jogo com a proximidade ameaçadora de uma festa em família e, nessa ocasião, o nosso pequeno núcleo familiar mais uma vez ficará exposto aos olhos de raio X dos parentes críticos. Não é só que durante anos votamos no partido errado e irrefletidamente trouxemos filhos demais a este mundo. Ainda por cima podemos ser um mau exemplo para outras famílias. Por isso, ocasiões como essas costumam ser bastante estressantes.

Há algum tempo, fiquei com gripe — que pôde ser comprovada pelo termômetro —, justo no aniversário da tia Clara. Fiquei muito aliviada quando decidimos que o mais maravilhoso de todos os pais levaria nossos cinco filhos à festa, sozinho.

À noite, já bem tarde, eles voltam, e eu, sentindo-me meio culpada, fecho o livro que estava lendo e corro a abrir a porta.

— Então, como foi? Deu tudo certo? Vocês não aprontaram? — pergunto, esperando notícias boas. Em vão.

— Estava tudo indo muito bem. Mas aí o papai derramou a sua taça de vinho tinto e fez uma mancha enorme na toalha.

Olho para o melhor de todos os pais, interrogativamente.

— É verdade. Eu só queria impedir que o Johannes dissesse o versinho dele — diz ele sorrindo um pouco triste, apoiando-se no corrimão da escada.

Johannes confirma com a cabeça, orgulhoso.

— Mas eu fui mais rápido, né, pai? Que verso bonito esse que o Daniel me ensinou.

— E como é esse verso? — pergunto, já com um leve pressentimento.

— Pobre de você, sua porca, você só me dá pena; porque daqui a pouco tempo, você já vai sair de cena!

Fico estarrecida.

— E o que a tia Clara disse?

— Ela riu e disse que precisava primeiro botar o aparelho auditivo dela. E aí eu falei uma coisa diferente.

Como assim?

— Estou contente que você nasceu e faz aniversário hoje.

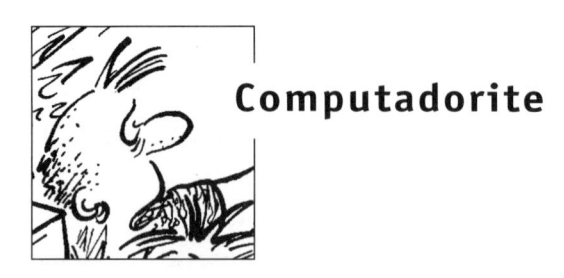

Computadorite

O telefone toca. É claro que ninguém vai atender. Jogo o pano na pia, bufando, e corro para o telefone. É um amigo de Florian: será que ele poderia falar com o Florian? Dou um grito para o segundo andar da casa. Nada. Assobio com dois dedos. Nada ainda. Faço o amigo esperar no telefone, subo furiosíssima ao segundo piso, abro a porta do quarto do Florian com veemência... e o que vejo? Um grupo de quatro garotos, sentados bem juntinhos, o olhar grudado na telinha, dois deles segurando um *joy stick* numa das mãos e realizando movimentos bruscos mínimos nesse símbolo do vigor masculino. De vez em quando, um leve gemido se desprende da boca dos jogadores e dos espectadores, quando o homenzinho colorido é estourado por uma bolha de sabão.

— Telefone, Flô! Será que você poderia interromper por uns instantes essa atividade tão importante?

Meu sarcasmo evapora no mesmo instante.

— Não, agora não dá. Quem é e o que ele quer? Você não pode cuidar disso?

— Telefone, Flô!
— Agora não dá mesmo! Estou batendo o meu próprio recorde!

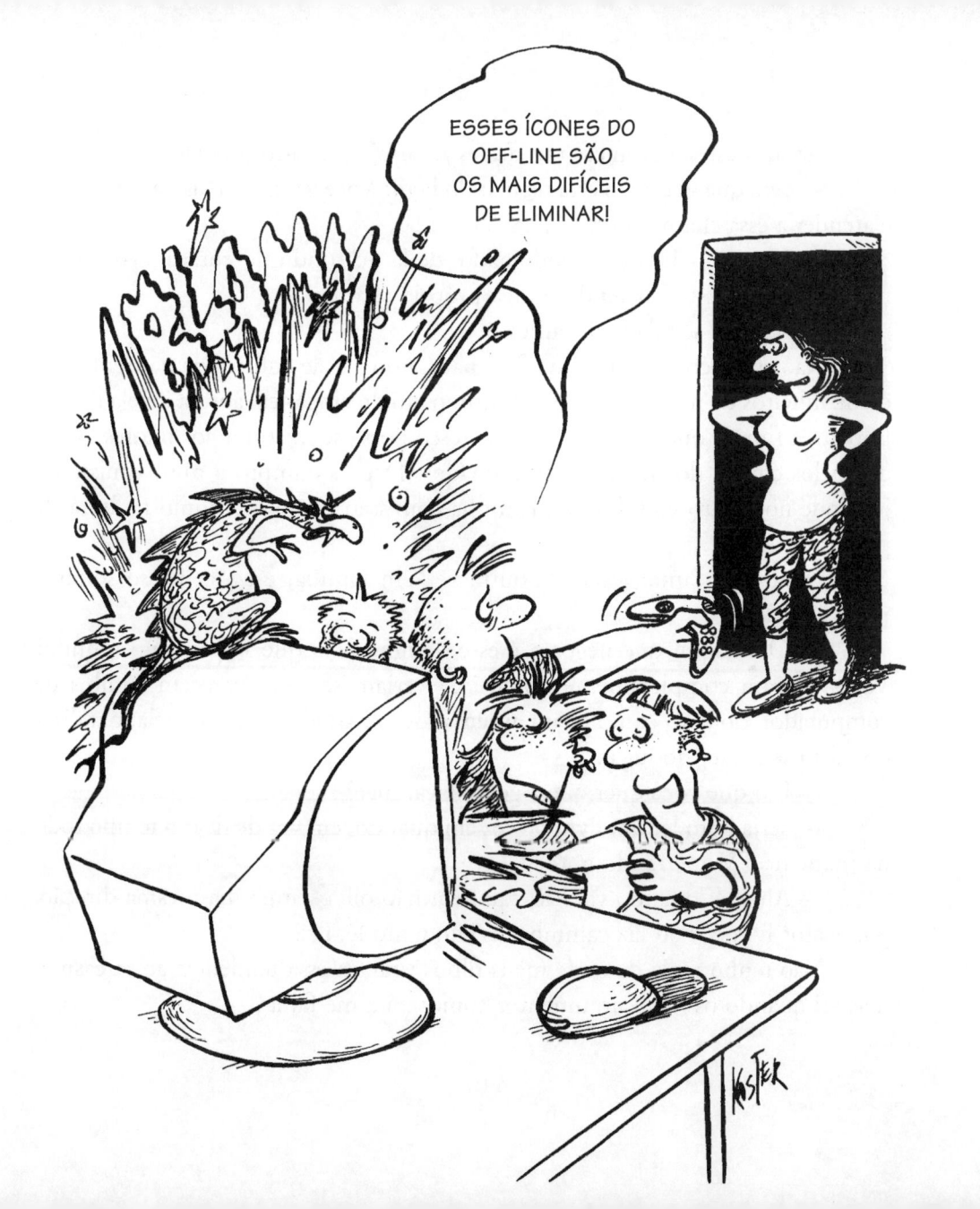

Estou prestes a arrancar um desses *joy sticks* e jogá-lo pela janela.

— Será que você não está regulando bem? Você vai descer agora, AGORA, e atender a essa chamada que é para VOCÊ!

— Mããe! — Um grito indignado, de lá do fundo do coração. — Agora não dá mesmo! Estou batendo o meu próprio recorde!

— A gente se fala mais tarde.

Não estou com vontade de ficar bancando a mãe enfurecida na frente dos companheiros de meus filhos. Num último ato de vingança, abro a janela de um ímpeto, a fim de que um pouco de ar fresco possa se misturar aos odores exalados pelos corpos dos meninos amontoados. Depois cumpro a minha missão e juro que no futuro vou descontar minha comissão como mordomo na hora de pagar a mesada.

Durante o jantar, estamos outra vez em família, e agora posso soltar a minha fúria.

— Olha aqui, que negócio é esse de ignorar o que se passa no mundo? Vocês ficaram completamente doidos? Deveriam se ver... parecem zumbis de computador, do jeito como ficam aí sentados, olhando fixo para a tela, paralisados, sem se mexer do lugar.

— E o que você quer que a gente faça, mãe?

— Seria bom ler um livro de vez em quando, em vez de ficar o tempo todo na frente da TV apertando botões!

— Ah é? E quando você lê, também não olha sempre na mesma direção, por acaso? E você não faz caminhadas enquanto lê, faz?

Não tenho idéia de onde meus filhos tiraram essa tendência ao sarcasmo, mas sei quando os meus argumentos começam a me faltar.

— E além disso, mãe, você mesma disse que não se deve falar mal das coisas que não se conhece. Depois eu vou lhe mostrar um jogo de computador, tá legal?

— Ótimo! — Talvez nem seja tão ruim, se eu ganhar mais munição para os meus argumentos contra ficar junto ao computador por horas a fio.

Depois do jantar, reunimo-nos na frente do computador. O jogo desta noite é o *Sim City*, e fico sabendo, admirada, que meus filhos vão construir toda uma cidade. Primeiro nos dedicamos ao suprimento energético. Já que somos ambientalistas, meu filho constrói uma porção de rodas eólicas. No suprimento de água, a rede apresenta problemas — lógico, tem de haver outra bomba. Construímos ruas — sou contra um trem subterrâneo adicional, quando me dou conta de quanto custaria, pois estamos construindo com um orçamento fechado.

Construímos uma escola e um hospital junto ao parque. Ainda precisamos de uma área para escritórios, e essa precisa ter conexão com a rede energética e hidráulica. Fico pasma com o realismo e a complexidade de tudo isso — comparado com isso, brincar com poly ecológico é coisa de criança. Realmente fascinada, também faço sugestões, em geral rejeitadas por falta de competência. Por fim, constrói-se ainda uma ponte, desde o porto até a área industrial. Pronto! A cidade acabada se estende diante de nossos olhos, junto com a sua situação financeira.

— Que droga! — diz Johannes. — Não temos impostos, só dívidas.

— Que milagre, não? — diz o irmão. Se você não levou energia para a área industrial, cara! E, além disso, essas rodas de vento só produzem 4 megawatts — isso não dá pra nada!

Levanto-me em silêncio e desapareço. É melhor que amadores não se metam na discussão de peritos.

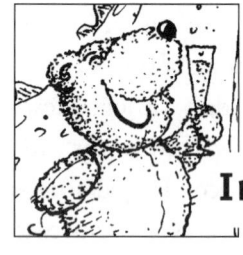

Intenções matrimoniais

— Vou me casar! — anuncia a nossa filha durante o jantar. Estamos, no mínimo, surpresos.

— Com quem, se é que se pode saber? — pergunto.

— Com o Dennis, claro! — ela declara com a maior naturalidade.

— Vou me casar! — anuncia a nossa filha durante o jantar. Estamos, no mínimo, surpresos.

— Ah é? E quem é ele? — pergunta o homem que, até dois minutos atrás, achava que incontestavelmente ocupava o primeiro lugar no coração de sua filha.

— Ele é do grupo laranja do nosso jardim-de-infância.

— Certo, e será que se pode perguntar por que vocês querem se casar? — o pai quer saber tudo em detalhes. Afinal de contas, não vai permitir que sua filha se case com um cara qualquer.

— Ué... porque a gente se ama! — ela lhe lança um olhar desconfiado. — Por que mais as pessoas se casam, hein?

— Ah, e o Dennis também ama você?

— Ele disse que sim.

— E como vocês sabem que é isso mesmo?

Também estou curiosa.

A futura noiva extrai cuidadosamente os grãozinhos de pimenta verde de sua lingüiça favorita e os deposita com cara de nojo ao lado do prato. Depois me lança um olhar em que acredito reconhecer algo como pena.

— Você não se lembra mais? — ela me devolve a pergunta e se dirige ao pai dela. — Ou só as crianças sabem do amor?

— Não, não — ele se apressa em responder, para não se revelar um ignorante completo na frente da filha caçula. — É claro que eu sei o que é o amor. Afinal de contas, sua mãe e eu também nos casamos por amor. Só que naquela época já tínhamos saído há algum tempinho do jardim-de-infância. Na verdade, já tínhamos até saído da escola.

— Ah, é! Isso é porque vocês ainda não se conheciam no jardim-de-infância.

Não há como refutar a lógica dessa afirmação.

— Aposto que não teriam esperado tanto tempo se já se conhecessem no jardim-de-infância.

Continuamos a refeição em silêncio.

A fileira de grãos de pimenta extraídos vai crescendo.

— Diga-me uma coisa, quem são os pais desse tal de Dennis? — continua investigando o pai ciumento.

— Ele só tem pai. Mas tem também uma irmã, que está no meu grupo — explica a menininha disposta a se casar.

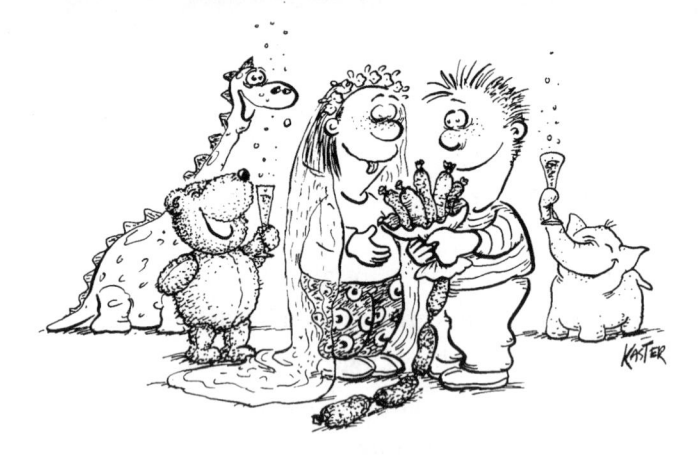

— E o que faz o pai dele... quero dizer, em que ele trabalha? — O pai dessa noiva por opção própria não deixa por menos. Deixo escapar uma risadinha e recebo um olhar furioso.

— Eu não vou permitir que minha filha e um fulano qualquer... — Nesse ponto ele mesmo tem vontade de rir. Morde um pedaço de pão e fica olhando para os lados, sonhando. Continuamos comendo em silêncio. Fico pensando que algum dia essa cena realmente poderia acontecer dessa forma e fico um tanto nostálgica, imaginando como deve ser quando os filhos se enamoram, se livram dos pais, ficam independentes e tudo o mais.

Mas o pai ainda não está satisfeito. Não vai desistir tão rápido do primeiro lugar no afeto de sua filha.

— Como você sabe que é amor de verdade? — ele procura saber, bastante traiçoeiro.

— Olha, a gente se sente tão... hummm... como se fosse ligado, como uma lâmpada. E além disso — acrescenta a menina com jeito triunfante — o Dennis diz que na casa dele eles têm lingüiça sem grãos de pimenta.

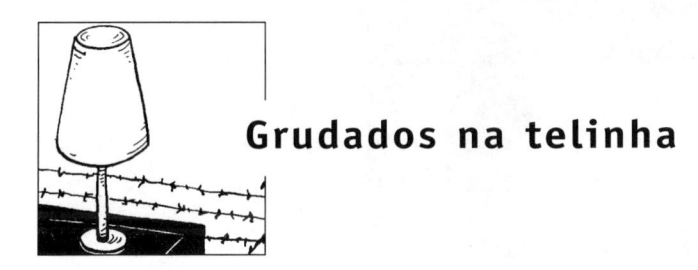

Grudados na telinha

— Não dá pra entender! — resmunga o garoto de cinco anos. — Como é isso que se chama de *tele*visão, se eu fico olhando de perto?

Pois é... até o público telespectador mais jovem tem problemas com esse meio de comunicação. E praticamente não há reunião de pais, desde a creche até o último ano do segundo grau, em que a TV não entre na ordem do dia com a maior regularidade. Porque ela é, de todos os modos, muito perigosa. Porque trava o desenvolvimento dos nossos filhos e ainda por cima glorifica a violência. Porque prejudica a capacidade de concentração da meninada. Porque a criatividade deles não se desenvolve quando vivem grudados na telinha et cetera e tal. Dizem que há pais que conseguiram manter os filhos longe da malfadada telinha até o sexto ano de vida (inclusive!). Nem se poderia argumentar contra isso, se os baixinhos não assistissem a tudo na TV, às escondidas ou na casa dos vizinhos, indistintamente, de — *Sexo na TV* — até comercial de sopa.

O mais incrível é quando os filhos nem sequer desejam assistir à TV (verdade! existem crianças assim; conheço uma e meia), porque os pais fazem ques-

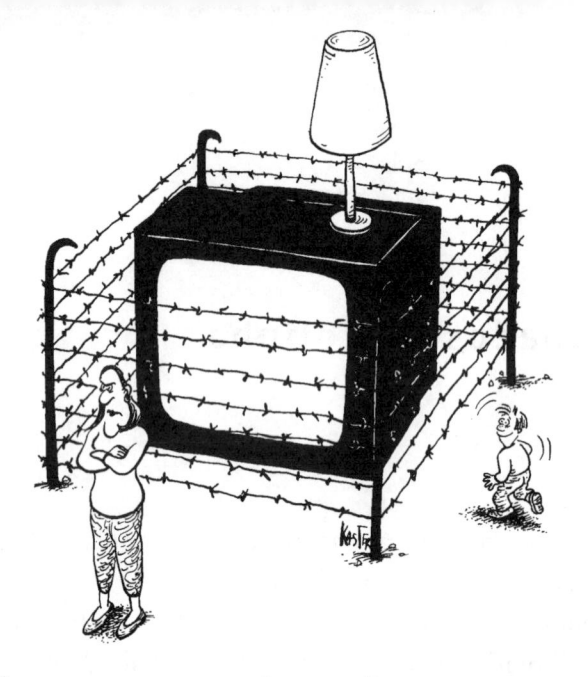

tão de oferecer um programa bem melhor, ou porque as crianças têm outros interesses do tipo vivissecção de minhocas ou ficar olhando para as paredes, atividades que não deixam de ser muito honestas. Por outro lado, seria interessante analisar mais aprofundadamente a credibilidade de adultos que proíbem seus filhos de assistirem à TV, enquanto eles mesmos são adeptos apaixonados do cinema em casa.

Bem, uma orgia de vídeo em grupo também pode ser algo muito legal! Como tantas vezes acontece na vida, os envolvidos acabam celebrando um compromisso mútuo.

— Mãe, você disse que de tarde eu poderia ver TV por uma hora! — protesta Rose; ela já está com sete anos.

— Mas só se você escolhesse um programa de TV com antecedência. Era isso que tínhamos combinado, lembra?

— Mas aí, o melhor da surpresa já era!

— Você só não quer ler! — respondo, um pouquinho azeda, já que meu truque maternal aparentemente ficou frustrado: o de fazer com que aquela criança, por causa de suas necessidades de assistir à TV, se dedique à odiosa leitura.

O mais incrível é quando os filhos nem sequer desejam assistir à TV (verdade! existem crianças assim; conheço uma e meia).

Pois é, nem tudo o que funciona com os superpedagogos de escolas nobres do tipo *Summerhill* vai funcionar necessariamente em Bremen. Por fim, chegamos a um acordo: assistir a um vídeo que dia desses gravei para ela. Pego o meu tricô, sento-me ao lado dela para, depois de ver o filme, podermos conversar, xingar ou rir dele, isso depende.

Os intervalos de propaganda interrompem o belo filme sem dó nem piedade, o charme do filme vai para o espaço, o contexto se perde. Quando pela terceira vez tento passar essa parte com um rápido *comando* para voltar ao filme, uma voz furiosa me impede:

— Ô mãe! A gente tem que agüentar essa parte também!

— E por quê?

— Porque senão, nunca fico sabendo se saiu uma nova Barbie.

— Mas eu achei que a gente queria ver um filme!

— Claro, mas com todas as desvantagens!

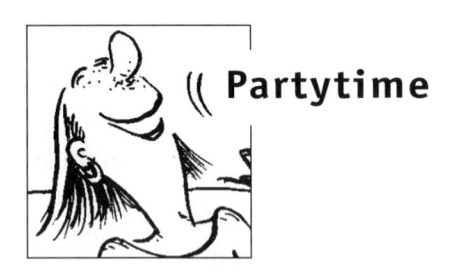

(((Partytime

Benjamin, que acaba de fazer dez anos, foi convidado para a primeira festinha dançante de sua vida. Melanie convidou a metade da classe para o seu aniversário e quer fazer uma festa pra valer. Com muita antecedência, ele sai de casa para se encontrar com um amigo. Eles querem passar na casa de outros colegas para irem todos juntos à festa. Obviamente, a idéia de chegar lá sozinho é algo insuportável para todos eles. Do mesmo jeito, em rebanho, voltam às oito para casa. Benjamin então se senta conosco à mesa.

— E aí, como foi?

— Humm... bom.

— Como foi a festinha?

— Bem legal.

— Era festa mesmo, com ambiente legal e tudo? — pergunta o irmão mais velho.

— Sei lá, foi normal.

— Por que você não conta nada, hein? Por acaso tem uma namorada, agora?

— Que bobagem. Não dou a mínima pra namoradas.

— Mas o Thorben contou que agora você *está ficando* com a Melanie.

Que azar. Os irmãos mais velhos sempre estão bem informados, quando todos freqüentam a mesma escola.

— Que cara mais chato! — Benni ficou vermelho, todo encabulado. — Mas hoje dancei pela primeira vez na minha vida. Foram quatro músicas!

— E depois? Vocês se beijaram?

— Que nada, bobão! Depois fizemos o jogo da garrafa.

— Ah, é… e daí vocês trocaram beijocas?

— Não! Cada vez que a garrafa parava, o cachorro pulava em cima. Aí ficamos rindo.

— Então... — o outro irmão maior se mete nas investigações — vocês não fizeram nada além de dançar e girar garrafas, é?

— Não. Depois ficou melhor ainda. Aí o Ulf ficou dando em cima da Miriam, só que ela está ficando com o Janosch. Então o Janosch deu uma surra no Ulf, e ele acabou caindo em cima do terrário do pai da Melanie. O terrário caiu e todos os ratinhos fugiram. Aí primeiro prendemos o cachorro na área de serviço, porque ele queria caçar os ratos. Depois tentamos capturar os ratinhos, só que cada vez que conseguíamos meter um dentro do terrário, outro saía de lá correndo de novo. Aí o Thorben teve a idéia de levarmos todos os ratinhos para a banheira, porque de lá não iam conseguir fugir. Conseguimos capturar a maioria, e aí o pai da Melanie voltou para casa e meteu todos de novo no terrário. Depois disso, uma menina meteu a mão num cacto com espinhos de farpa, e a mãe da Melanie teve que extrair todos com pinça. Nossa, como ela chorou! A

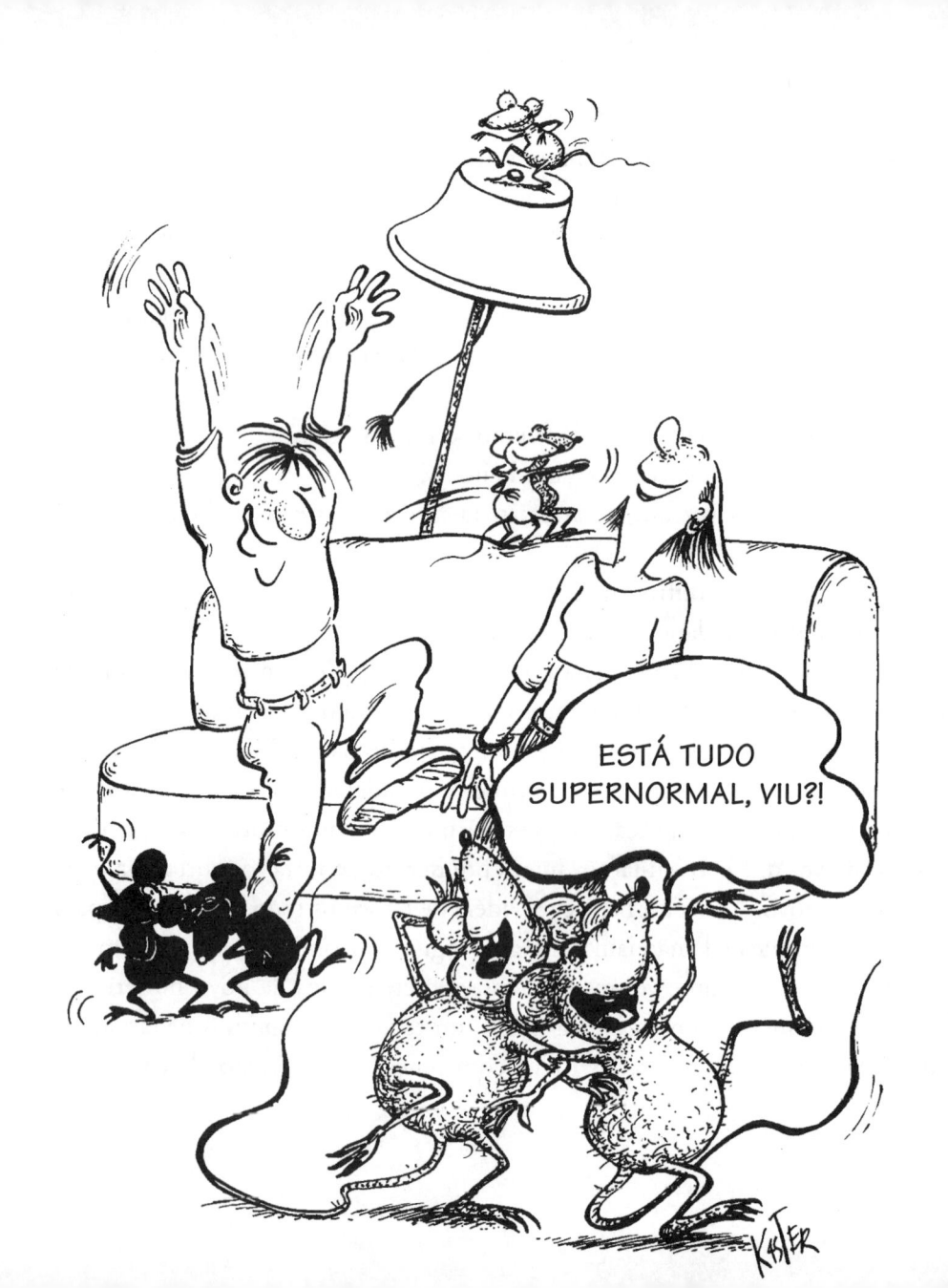

menina, quero dizer. E no jantar o Janosch teve a idéia de fazer guerra com mostarda; sempre dois ficavam apertando um tubo de mostarda pra ver quem conseguia atirar mais longe. Só que a mãe da Melanie não gostou muito. É que tinha uma toalha na mesa. Depois a Miriam, no caminho de volta pra casa, se pegou com o Ulf e rolou uma escada de porão abaixo. Ela estava furiosa. E quando controlavam as passagens no bonde, o Ulf não achou o cartão mensal dele. O controlador xingou à beça e queria denunciá-lo e não sei o que mais.

— Nossa! — digo, impressionada. — Foi assim mesmo?

— Nossa! — digo, impressionada. — Foi assim mesmo?

— É, normal... — confirma o meu filho, pegando a metade do pão com salsicha do irmão. Obviamente, contar tudo aquilo lhe deu fome. — Eu disse pra vocês que não aconteceu nada!

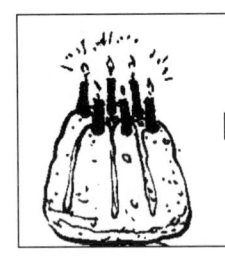

Festinha de aniversário

— Quando é o meu aniversário?

Abano com a cabeça, incrédula.

— Mas faz meia hora que eu lhe disse. Daqui a quatro semanas.

Um suspiro, do fundo do coração.

— Puxa, isso demora e não chega nunca.

A data se aproxima. Agora só falta dormir doze vezes.

— Ô mãe, precisamos fazer os convites.

— Está bem. Quem você quer convidar desta vez?

— Bem... Minke, Svenja, Marijke, Alexa, Marie, Milena, Alina...

— Pare! Já chega! Isso já é a metade da sua turma. Você não quer convidar nenhum menino, desta vez?

— Quero, sim. O Benka, o Klaasi, o Timo, o Carlos, o Benni...

— Quer parar? Assim não dá, já são mais de dez crianças! Onde você acha que vamos pôr toda essa gente?

— Ah, nisso a gente já vai dar um jeito. Todos têm que vir, porque uns são aqueles que eu quero convidar, e os outros são aqueles que eu tenho que convidar.

Fico surpresa.

— Como assim, tem que...?

Minha filha solta um gemido.

— Porque eles também me convidaram, mãe, e aí preciso retribuir o convite. E os outros são meus amigos.

— Ah é, e os que são seus amigos não a convidaram, não?

— Não, senhora. Eles ainda não sabiam que são meus amigos!

Minha filha me examina de alto a baixo. — Será que você não entende?

— Entendo, sim — apresso-me em dizer; afinal de contas, não é muito lisonjeiro quando os próprios filhos acham que a mãe é trouxa. — Mas é gente demais! Você vai fazer sete anos, e a regra de ouro diz que só pode convidar sete pessoas.

— Que regra de ouro?

— Bem, a regra de ouro para aniversariante.

— Isso existe mesmo?

— Existe, sim.

A testa da pequena franze, entre reflexão, avaliação e rejeição. Por fim, chega-se a um acordo: nove crianças vão ganhar um convite.

Solto um suspiro.

— Bem, estamos resolvidas, certo?

— Não — Rose respira fundo. — Ainda temos que decidir o que vamos fazer.

Um choro furioso interrompe a mãe em seu planejamento do aniversário.
— Só você faz essas coisas antiquadas!

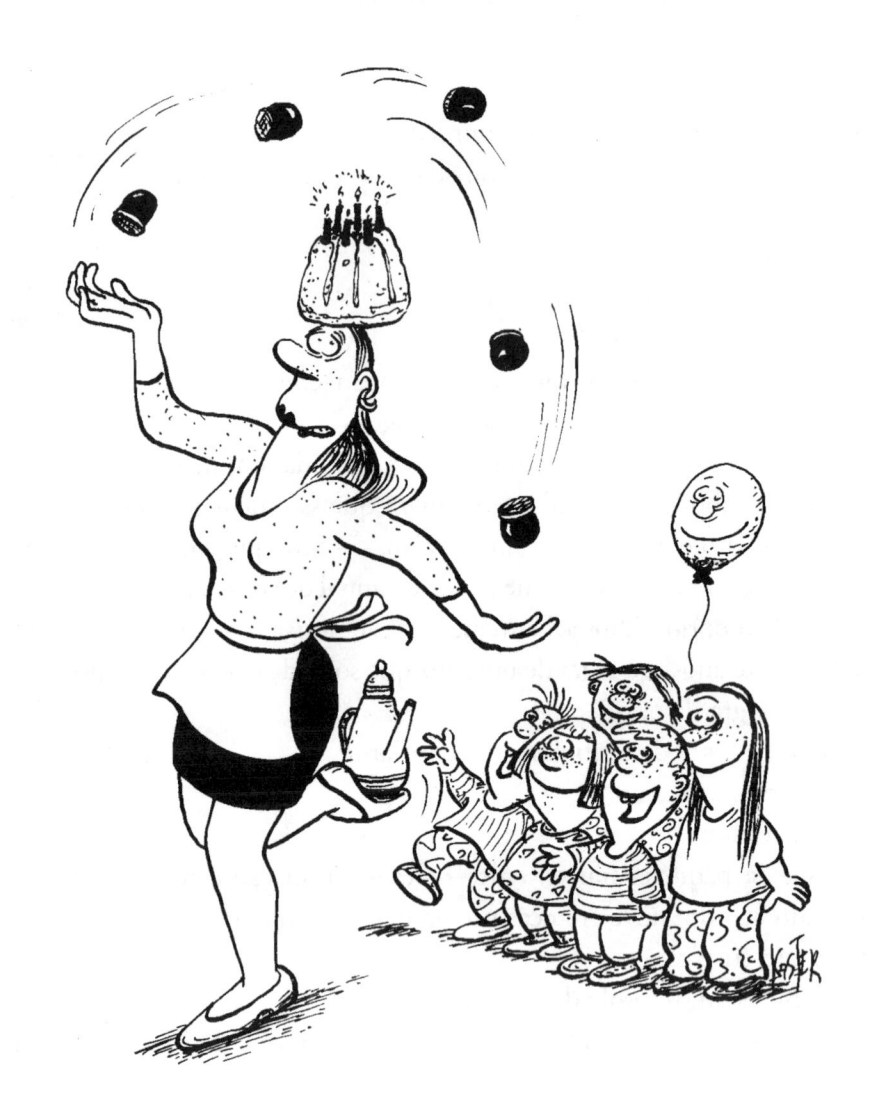

— O que você quer dizer com isso?

— Ora, se vem aí um mágico ou algo assim.

A futura aniversariante me olha com grande expectativa.

— Um mágico? Você não está regulando muito bem! Quem sabe não incluímos um número acrobático ou algo do gênero? O que é que você acha?

— Puxa, isso nunca aconteceu! — ela está entusiasmada.

— Eu estava só brincando. Não era sério.

— Mas nós vamos precisar fazer alguma coisa.

— É claro, bater panelas, assoprar algodão e...

— Não, não e NÃO! — um choro furioso interrompe a mãe em seu planejamento do aniversário. — Isso é bobo demais!!

— Como assim, bobo demais?

— Isso não é nada especial! Olha só, no aniversário do Timo a gente estava no McDonald's, da Meike a gente foi ao cinema, do Benka, veio o mágico, e a Nicole disse que no aniversário dela ia vir um palhaço. Só você faz essas coisas antiquadas! Aí ninguém vem na minha casa, pode ter certeza!

Fico sentada, sem jeito. Minha filha chora com muito sentimento...

— Ouça, querida — passo a mão no cabelo da minha Rose decepcionada. — Não precisamos fazer exatamente aquilo que os outros fazem.

— Precisamos, sim!

— Não, não precisamos. Vamos fazer algo da gente mesmo. Veja, mágicos, palhaços, tudo isso custa muito caro. Vai custar 200 marcos, com certeza. Imagine só, quanta coisa você pode comprar com 200 marcos! E além disso, nem sobraria dinheiro para os presentes.

— É... — Rose fica pensativa. E ela não gosta nada da idéia de que talvez não haja presentes de aniversário. — Mas essas brincadeiras tão antiquadas, não vai dar...

— Como, não vai dar? — tenho uma idéia. — Por que não fazemos uma festa a caráter? As crianças vêm vestidas de crianças de antigamente, e então essas brincadeiras antiquadas vão combinar.

— Isso!! — Agora Rose está feliz. — Que sorte que você já é tão velha e ainda se lembra de todas elas!

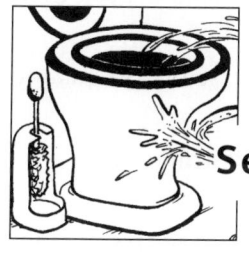 # Sente-se, homem!

— Agora todos vão me escutar! — a família reunida ao redor da mesa olha para mim, com expectativa. Flô e Benni até param de mastigar.

— Quê?

— O que está havendo?

— Estou que já não agüento mais! É isso que está havendo. Todos os banheiros da casa têm um mau cheiro infernal, e isso porque vocês continuam urinando de pé. Já está comprovado há muito tempo que desse jeito sempre respinga um monte de xixi para os lados.

— Eu sempre me sento. — Rose sorri para seus irmãos, toda satisfeita.

— Ah, você é menina, né?

— Ah é? E eu? — o pai se intromete na conversa. — Eu também me sento, mas não sabia que eu era uma menina.

— Ora, não precisa fingir, pai. Você só se senta porque quer ler o jornal. — Johannes agarra a última fatia de salame.

— A partir de hoje, os três que mijam em pé vão lavar o banheiro, na verdade, duas vezes por semana.

— Não é verdade! — responde o pai indignado. — Eu me sento desde aquela vez em que combinamos isso com a sua mãe! Os motivos são óbvios, não é mesmo?

— Bem, pois é. Em geral eu também me sento. Só quando é pra ganhar tempo, aí... de pé vai mais rápido.

— Que pena que eu nunca vou poder desfrutar disso.

Inspiro profundamente.

— Agora estou comunicando o seguinte: daqui pra frente os três mijadores de pé vão limpar um banheiro cada um, duas vezes por semana. O material de limpeza já está disponível, *vezes três.* — Dou um sorriso radiante para os meus filhos. — Combinado, então?

— Mããããe!

— Isso não é justo!

— Não aceito isso! — explodem, furiosos.

Corto suas reclamações com um gesto de mão.

— Ponto final. Agora, cavalheiros, podem continuar sua refeição.

— Ah é, e você? Agora você não precisa mais limpar, não?

— Não senhor — respondo friamente. — Vinte anos já foram o suficiente, você não acha? E se você ainda quiser atacar a Rose dizendo que ela precisa ajudar a limpar, vou lhe retirar o direito de expressão! Deixei bem claro? — Os condenados abaixam a cabeça e continuam mastigando seus lanches e a grande injustiça cometida contra eles.

Isso se passou há três anos. Meus filhos se acostumaram a sentar-se durante o exercício da dita cuja atividade.

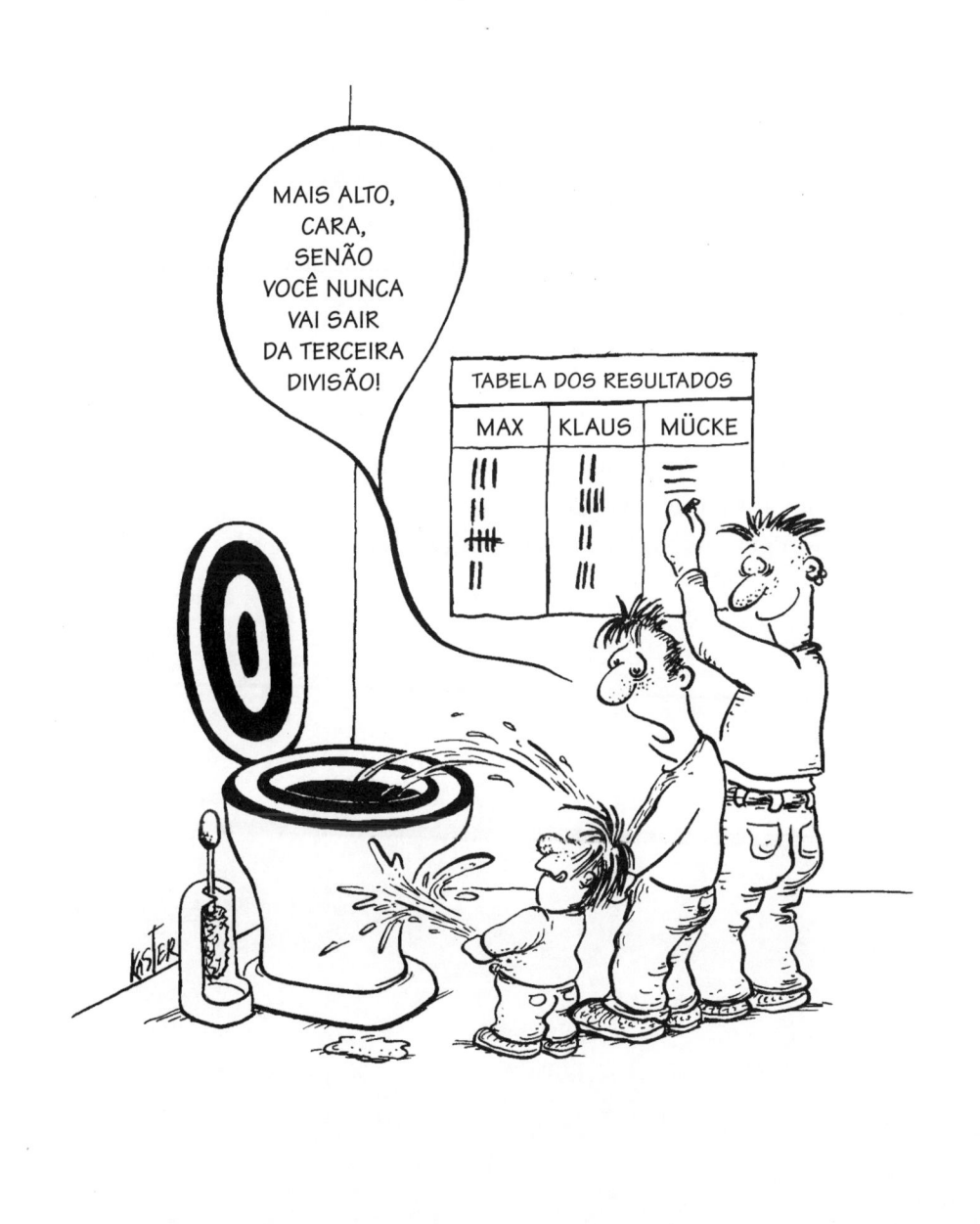

Até fizemos um poema: "Na nossa casa, não é super-homem quem só consegue mijar de pé. Um homem de verdade senta-se com cuidado, como na hora de tomar café." O poema, escrito à mão sobre papel *vergé* e emoldurado, está no lavabo. Além disso, ali está também uma aquarela que introduz até analfabetos na arte da posição correta.

Mas, como costuma acontecer, os convertidos muitas vezes se transformam em missionários. E missionários muitas vezes conseguem ser um tormento para os que os rodeiam. Assim foi que, naquela noite, enquanto festejávamos animadamente entre amigos, de repente, um menino de sete anos, furioso, anunciou em tom de acusação:

— Algum porco fez xixi errado. O assento no lavabo estava levantado!

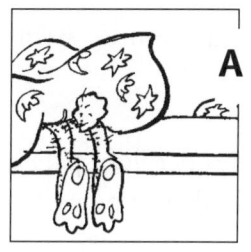

A teoria do Caos

— Escute aqui, minha querida, assim também não dá! — encaro significativa-
mente a minha caçula.

    — Mas o que foi, mãe?

    — Não se faça de desentendida, está bem? Seu quarto está
horrível, uma bagunça total, um caos.

    — Caos?

    — Isso mesmo. É assim que a gente diz quando não conse-
gue dar um passo sem pisar em alguma coisa.

— Pois é, na casa da Milena é a mãe dela que sempre arruma.

    — Mãe! Você estragou alguma coisa? Precisa ter mais cuidado, puxa!

    — O quê?! Não, senhora, eu não pisei em nada. É disso mesmo que eu estou
falando. Se você não arrumar logo aquele quarto, alguma coisa vai se estragar, isso é
certo. E aí? — Olho para minha filha esperançosamente, mas ela fica na defensiva.

    — Bem que eu gostaria, mãe, mas hoje combinei uma coisa com a Milena.

    — Mas como é que você consegue convidar alguém para vir a esse chiquei-
ro? Vocês nem vão conseguir brincar nessa confusão toda.

— A gente nem quer. — Rose passa a mão no meu braço, tentando me consolar. — Vamos ficar lá na casa da Milena.

— Viu, na casa dela está sempre tudo arrumado! Deveria servir de exemplo para você!

— Não, mãe, é um exemplo para você!

— Como assim? — olho perplexa para a minha filha que está pulando de um pé para o outro, impaciente.

— Pois é, na casa da Milena é a mãe dela que sempre arruma, por isso. — Rose continua acariciando meu braço, tentando me tranqüilizar. — Mas não se preocupe; eu sei que você não tem vontade pra isso.

— É mesmo? Você já está sabendo? Então sabe também que com seis anos é perfeitamente possível arrumar sozinha a sua bagunça? Totalmente sem a ajuda da mãe?

— Mas talvez junto com os manos? — a filha se informa, com alguma esperança.

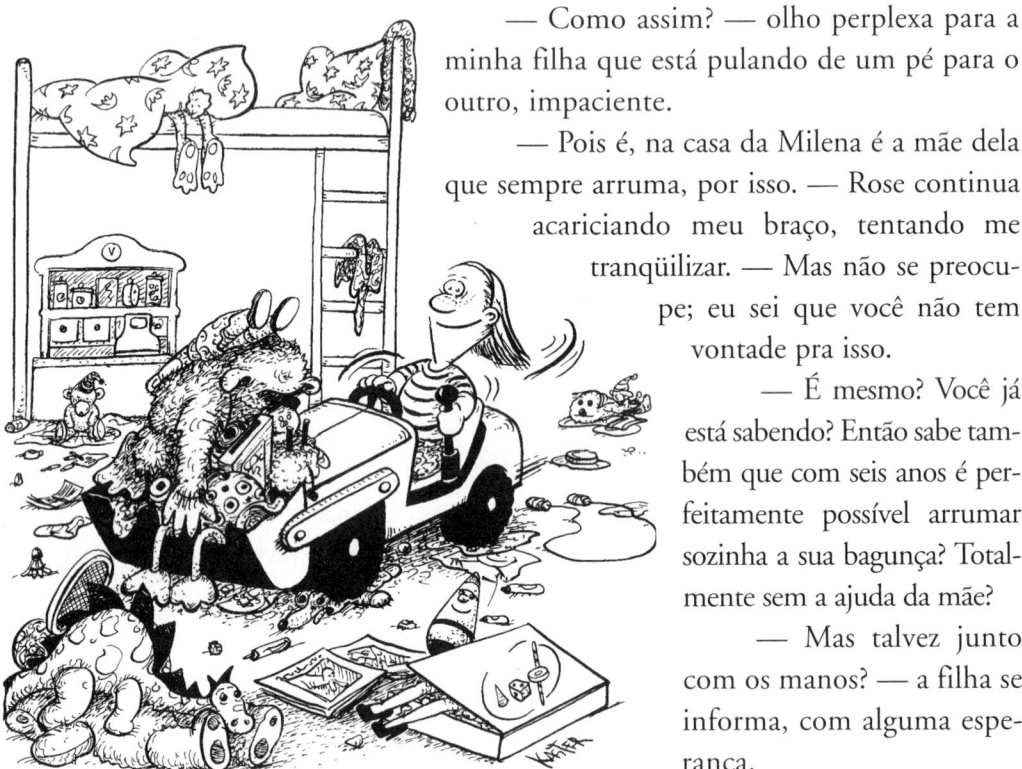

— Não, *sem* a ajuda dos irmãos. Repito: sozinha! — Exausta pela discussão, sento-me na bancada da cozinha. Depois, respiro fundo uma vez mais: — E, de qualquer jeito, você acha que os outros gostam de arrumar a sua bagunça? Tudo aquilo que você ficou espalhando, faça o favor de recolher de novo. Falei e disse!

Fecho os olhos. As lutas, ao longo de vinte anos, por causa de quartos bagunçados de filhos, acabaram com o meu prazer em discussões desse tipo.

— Ah, mãe, não fique assim. Pode deixar. Qualquer hora eu faço, tá? — Ela está prestes a sair.

— Pare! Fique aí mesmo! O que significa isso... "qualquer hora"? Você não vai sair antes que pelo menos já dê para pisar no chão!

A menininha que causou toda a bagunça balança a cabeça, numa expressão de "não, lamento muito!" — Não vai dar, mãe. Você mesma sempre diz que é preciso cumprir as promessas. E eu prometi à Milena que ia hoje na casa dela. — Ela se volta, com jeito triunfante, em direção ao seu quarto. — Só vou pegar uma fita, que também prometi levar.

— Pois não! — digo maldosamente. — Se é que você vai conseguir encontrar alguma no meio desse lixo todo.

— É... — Rose já tem a mão sobre o trinco da porta — sei onde tem uma fita que não preciso procurar.

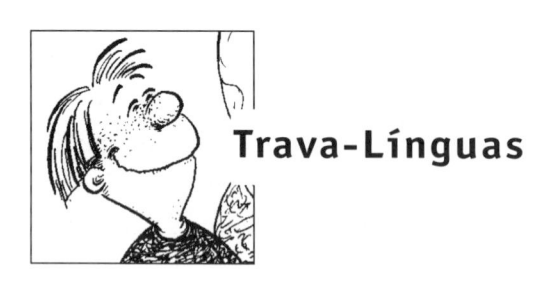

Trava-Línguas

Algumas crianças falam ceceando, outras não. Ninguém sabe ao certo como é que os ceceadores chegam a cecear.

Se nem os pais nem os irmãos maiores sibilam, a gente realmente começa a questionar como uma criancinha chega a falar assim.

Às vezes até soa engraçado.

Flô, todo orgulhoso, pergunta:
— Bom, né?
Agora vou reSSeber eSSa barra de Sereais?

Mas se a criança que sibila já tem quatro anos ou mais, começamos a nos preocupar. Afinal de contas, o doce tempo de bebê já passou, e como seria bom se agora a criança falasse direito, por assim dizer, como toda criança em idade pré-escolar. Mas não, a criança simplesmente continua ceceando.

Fazemos exercícios orais, já quase aptos para atuar no teatro, demonstrando como se faz para que a língua fique atrás dos dentes.

O Flô quase se mata de tanto rir dessas caretas e continua ceceando.

Continuamos intrépidos na nossa missão anti-ceceio, emitimos pequenas palavras muito significativas do tipo — *sasasisosasuna* — e continuamos apresentando aquele truque do muro dentário e da língua que não deve surgir de trás do muro. Flô faz o muro, bem direitinho e comportado, repete — *sasasisosasuna* e pergunta logo depois:

— O que é que vou reSSeber de vocêS por iSSo?

Olhamo-nos interrogativamente e deixamos por isso mesmo, continuando com nossas tarefas do dia. Flô sorri, contente de que essa intervenção em seus hábitos de pronúncia tenha sido debelada com êxito, e ele próprio continua com suas atividades do dia.

Compreendemos a mensagem. No próximo teste de pronúncia já tenho à mão uma barrinha de cereais, inofensiva do ponto de vista dietético, e o atraio.

— Vamos lá, faça de novo o muro dos dentes, diga *sasasisosasuna* e você vai ganhar isto aqui.

Flô fica olhando aquela barrinha, desconfiado, pois preferia um pirulito. Mas uma barra de cereais é melhor do que nada, e ele faz o muro com os dentes, repete *"sasasisosasuna"*, agarra a barrinha e pergunta:

— E o que significa *SaSSaSSiSSoSSaSSuna*?

Dou um suspiro. À noite, conto ao pai daquele ceceador incorrigível sobre o êxito meramente parcial dos meus esforços. Combinamos interromper por enquanto esses exercícios de ginástica lingüística. Afinal de contas, a criança tem saúde e isso é o que importa, não é? E, além do mais, já houve personagens conhecidos que ceceiam, o que não os impediu de se tornarem famosos e bem-sucedidos.

Acontece que agora Flô está um tanto decepcionado com a ausência dessas atividades premiadas, pois a barrinha de cereais nem era tão ruim assim. Além

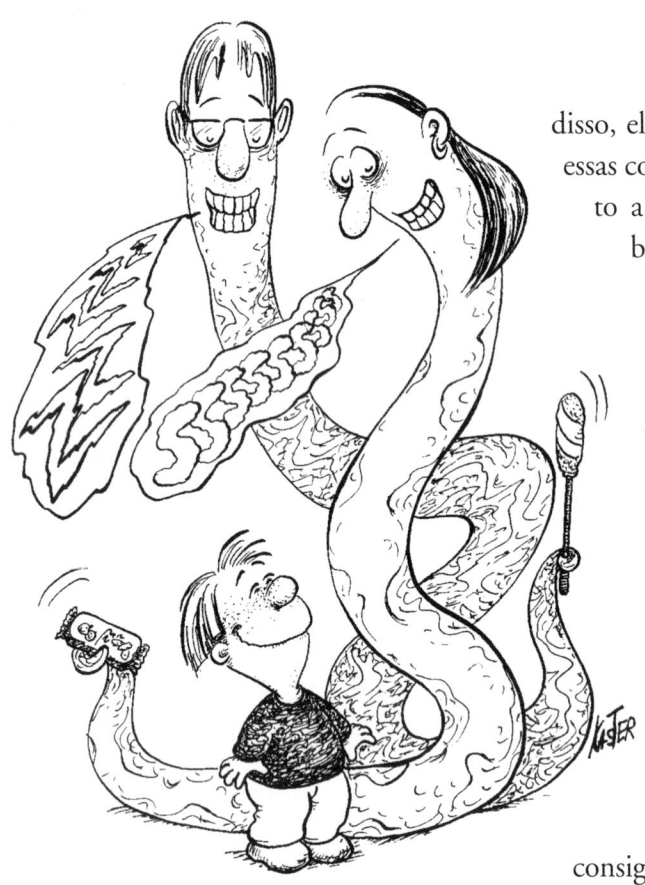

disso, ele tem um amigo louquinho por essas coisas e que talvez estivesse disposto a fazer uma troca com ele: uma barrinha por um pirulito. Então, o menino ceceador precisa tomar a iniciativa, ele próprio.

— Mããe, eu treinei.

— Que bom, meu filho. O que você treinou?

— Falar certo, ora!

— É mesmo? — Estou muito contente e me agacho, curiosa, para ficar à altura do meu filho até então ceceador.

Flô assente energicamente com a cabeça, mostrando os dentes, para que eu consiga ver muito bem o muro dental.

Depois respira fundo e emite com energia:

— Ca-len-dá-ri-o! A-cen-der! Pa-ra-í-so!

Fico muda, atônita, pasma.

Flô, todo orgulhoso, pergunta:

— Bom, né? Agora vou reSSeber eSSa barra de ScreaiS?

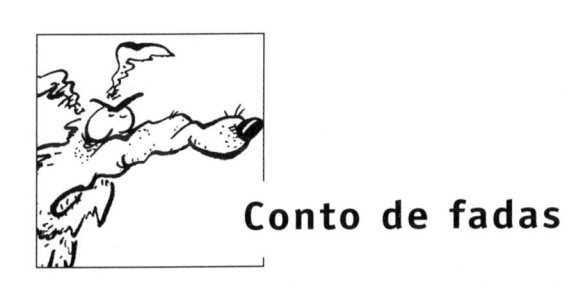

Conto de fadas

Conto a história da princesa que, junto com sua criada malvada, viaja a cavalo para encontrar seu noivo, o jovem filho do rei. No meio do caminho, é forçada pela criada a trocar de roupas com ela, pois a criada quer se tornar rainha e manda a princesa cuidar dos gansos. Mais tarde, o velho rei descobre o segredo da moça que cuida dos gansos e castiga a criada malvada por ter cometido esse crime. No fim das contas (e do conto), o casamento se realiza, e a princesa e o príncipe vivem felizes para sempre.

Essa princesa é tão trouxa que não dá para agüentar tanta burrice!

A carinha da Rose ia ficando cada vez mais sombria à medida que ouvia a história. Agora ela está bufando, cheia de desprezo.

— Mas que besta!

— É mesmo. A criada da princesa foi realmente uma malvada!

— Não, ela! — Rose exclama. — Essa princesa é tão trouxa que não dá para agüentar tanta burrice!

— Como assim? — pergunto, chocada.

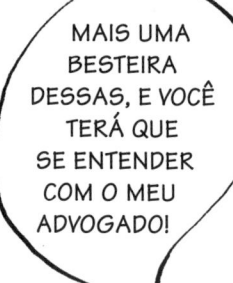

MAIS UMA BESTEIRA DESSAS, E VOCÊ TERÁ QUE SE ENTENDER COM O MEU ADVOGADO!

— Ué... Como é que essa mulher idiota deixa que tirem a roupa dela, assim, sem mais nem menos? Por que ela não deu um chute bem forte na barriga da criada?

— Hum... — eu não tinha encarado a história dessa perspectiva. — Talvez a criada fosse muito mais forte e a princesa não tivesse nenhuma chance contra ela.

— Que nada! Aí ela poderia ter dado um golpe de karatê ou algo assim antes. As mulheres de hoje fazem isso, se não forem umas bundas-moles.

— Ah é? Eu, por exemplo, nunca fiz curso de caratê e não pretendo fazer. Isso significa que sou uma bunda-mole?

— Mas é claro. — Rose franze a testa. — E mesmo se ela não aprendeu caratê, ela pode falar, não pode? Por que não contou ao noivo dela o que aconteceu?

— A criada teria contestado isso!

— Siiim. Mas nesse caso poderiam ter feito como a Cinderela: ganha aquela em quem as roupas servem melhor!

— E se as duas têm o mesmo tamanho, o que é que se faz? — perguntei, decidida a não ceder facilmente.

— Nesse caso, a princesa precisa de um advogado. Ele teria conseguido o passaporte ou sei lá o que dela e pronto, assunto resolvido!

— Tudo bem, se você acha isso... — Desisto. Obviamente, alguns contos de fada hoje em dia estão superados. Princesas fraquinhas que não sabem nada de pugilismo nem de caratê e nem ao menos têm noção de como contratar um advogado, evidentemente já não fazem sucesso.

— Não precisa ficar triste por causa disso, mãe! — Rose me consola com um beijinho. — Essa nem é a história mais boba.

— E qual é a história mais boba? — Já estou me acostumando ao fato de que mais um dos amados contos de fada da minha infância vai ser jogado na lixeira das mulheres poderosas de hoje.

— Mas é claro, é aquela do Chapeuzinho Vermelho, que é a mais imbecil de todas. Eu nunca ia contar para um lobo ou para um homem ou coisa assim onde é que a minha avó mora. — Minha filha abana a cabeça. — E, se eu contasse, tinha que ser por um motivo muito melhor do que um buquê de flores sem graça!

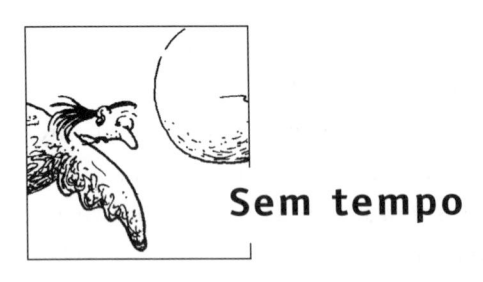

Sem tempo

— Nunca você está em casa! — meu filho de dez anos me joga na cara, apesar de justamente o fato de ele poder me tratar dessa maneira provar o contrário. Mas como se vai argumentar com lógica quando alguém manifesta com tanta clareza a sua carência de proximidade materna?

— O Benni tem razão — intromete-se o irmão mais velho.

— Também não acho bom que você nos deixe sozinhos. Para que a gente tem uma mãe, se a gente está sempre sozinho? — a pobre vítima pisca com olhos de dar pena.

— Você sempre sai para se divertir e nós temos que nos virar sozinhos. Sempre.

Ah, é. Essa frase eu vou mandar emoldurar e pendurar na parede. Pela primeira vez em semanas quero ir ao cinema com uma amiga. Como o pai está numa viagem de negócios, excepcionalmente os grandinhos e baixinhos precisam ser levados à cama por eles mesmos.

— Bem, vocês podem assistir à TV até as oito e meia — ofereço generosamente.

— Ah é?! Até as oito e meia! Nenhum filme termina a essa hora! É melhor nem assistir, então.

— Bem, então que seja até as nove. — Até agora, nesses assuntos nunca fui muito ligada a princípios.

— Mas vocês precisam estar na cama até nove e quinze! É uma promessa?

Os filhos disfarçam o sorriso, porque uma vez mais conseguiram me driblar. Por fim, saio. No cinema, não consigo me concentrar na história do filme e, depois, quando tomamos um vinho, confesso à minha amiga que estou com a consciência pesada.

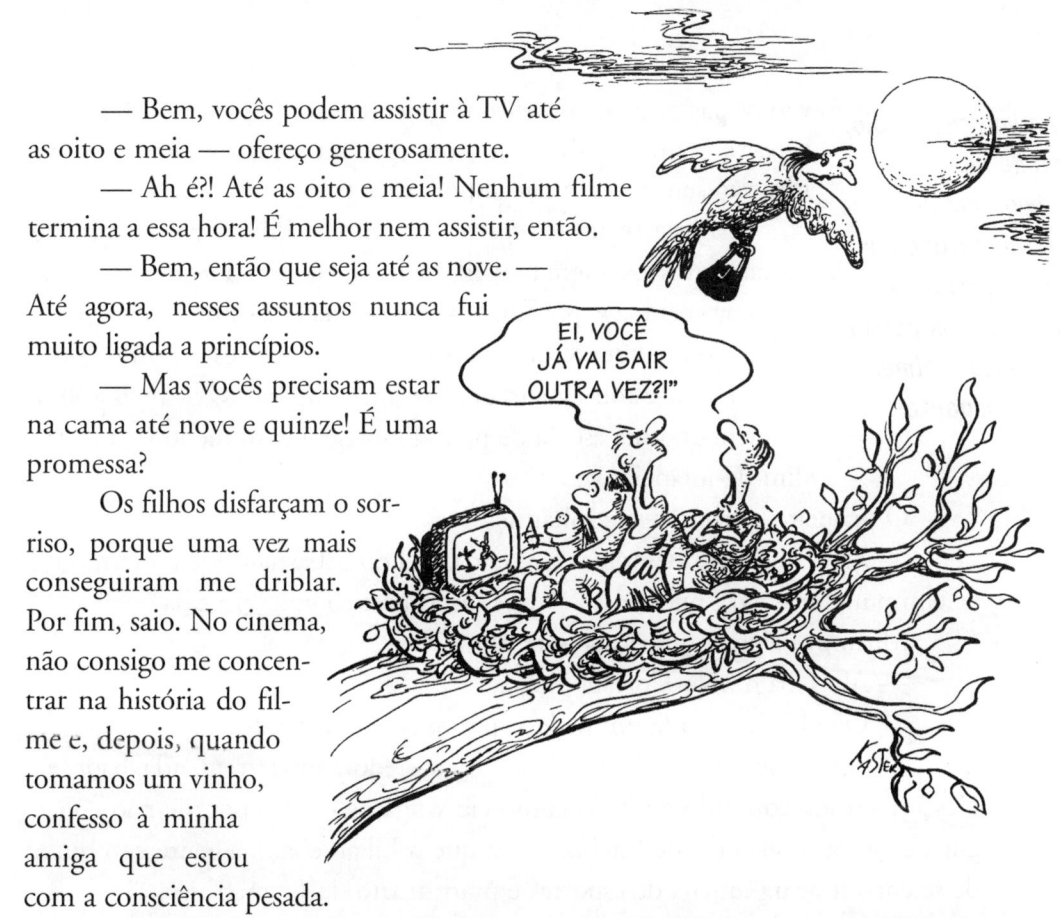

> EI, VOCÊ JÁ VAI SAIR OUTRA VEZ?!"

— Sabe o que mais? De alguma forma eles também têm razão. O dia-a-dia passa pela gente e há muito tempo que não fazemos nada em família.

Nesse momento, tenho uma idéia. Amanhã eu vou fazer um bolo, e quando as crianças chegarem do jardim-de-infância e da escola, às quatro da tarde, vamos passar um momento realmente aconchegante. Vamos conversar à vontade, talvez fazer um jogo ou um passeio em família. Eles vão sentir como são importantes para mim.

No dia seguinte, corro de Pôncio a Pilatos para conseguir juntar todos os ingredientes do bolo Floresta Negra, fico duas horas na cozinha e, por fim, essa maravilha está sobre a mesa, prontinha. Pontualmente, às quatro horas, a mesa está posta, o chá pronto e eu estou aguardando os meus queridos; os mais velhos freqüentam uma escola de período integral e, os menores, um jardim-de-infância.

O primeiro que me liga é Johannes.

— Mãe, só queria avisar que vou lá na casa do Sebastian. Ele tem um jogo de computador novo, supermassa. A que horas preciso estar em casa?

Murmuro algo em torno de sete horas.

— Aliás, fiz o bolo Floresta Negra.

— Que legal! Guarda um pedaço pra mim, tá? Tchau!

A seguir, Benni chega em casa. No corredor, uma tremenda baderna. Desço a escada correndo e escuto como ele xinga os irmãos porque não consegue encontrar a sua bola de futebol. — É que o Julian e eu... a gente combinou de se encontrar na cancha de esportes e praticar tiro de 11 metros.

Falo do bolo que fiz. Benni hesita só por uns instantes:

— Bem, esse ainda dá pro jantar. Então, até mais!

Enquanto isso, vou correndo para a sala, pois o telefone está tocando outra vez. Minha caçula pergunta se pode ir com seu amigo Klaasi ao parquinho da praça:

— Olhe lá fora, mãe. O tempo está tão bonito!

Claro que ela pode sair com ele.

Um tempinho depois, estamos sentados à mesa, só Flô e eu. Ele fica mastigando, com as bochechas cheinhas, eu fico mexendo na minha xícara. Sinceramente, eu havia imaginado algo diferente. Depois de ter acabado o seu segundo pedaço de bolo, ele tosse um pouco:

— Mãe, na verdade eu tinha combinado com o Nils de a gente se encontrar. Mas eu não queria deixar você tão sozinha, já que, pra variar, você se esforçou tanto. Mas agora já deu, né? Posso sair?

— Claro, pode ir, não tem problema. — Estou sozinha, outra vez, olhando para a mesa enfeitada com velas e me alegro que meus filhos todos tenham uma vida tão cheia de atividades.

E amanhã irei ao cinema de novo, bem-feito! Sem nenhuma dor na consciência!

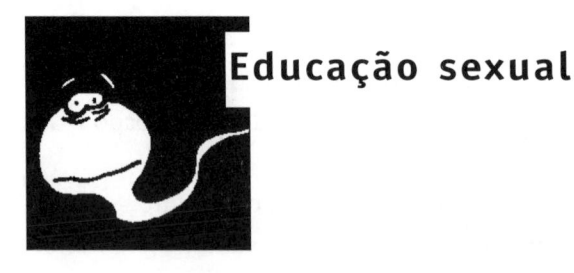

Educação sexual

— Tivemos uma aula muito gozada de biologia, hoje — Benni esboça um largo sorriso e enfia uma superporção de lasanha na boca.

— Por quê? Vai, diz logo! — os irmãos maiores estão curiosos. Afinal de contas, as aulas de biologia não costumam ser tão engraçadas.

— Pois é, a sra. Steiner nos mostrou filmes sobre ovários e testículos e essas coisas.

— Miriam disse que ela não quer que todo esse bicharedo fique zanzando dentro dela

— Ah, tá! — Johannes, de 16 anos, lança um olhar significativo em direção a Flô, seu irmão um pouco mais jovem. — Então vocês estão tendo Educação Sexual.

— Educação Sexual? — Benni franze a testa e até se esquece do garfo que acaba de encher. — O que é isso?

— Como assim? Ela não falou pra vocês que isso é Educação Sexual? Vocês aprendem tudo sobre homem e mulher e como podem fazer um filho e assim...

— Não, mesmo. Ela não falou nada disso. — Benni reforça a negativa com a cabeça. — Hoje só tivemos óvulos e testículos, e nada mais.

— E o que tinha de tão gozado nisso? — Também estou curiosa. Bem, de qualquer modo, sexo na escola, ou seja, algo de que se possa rir e não só debochar, isso também me interessa.

— Foi assim: A sra. Steiner nos mostrou um filme. Aí aqueles homenzinhos coloridos ficavam zanzando de um lado para o outro, o tempo todo, e ficavam carregando genes e todas essas coisas de um lado para o outro. E sempre estavam dizendo o que eles precisavam fazer ainda. De repente, o Michi disse baixinho que agora ele finalmente descobriu por que a barriga dele às vezes fica roncando, que provavelmente são esses espermos e essas coisas...

— Espermas, seu bobo — Florian ajuda, amistosamente.

— Tanto faz. Bem, então a Miriam disse que ela não quer que todo esse bicharedo fique zanzando dentro dela, e ela nunca quer nada com homens. Aí a sra. Steiner disse que tudo era só figurativo para que a gente pudesse entender melhor.

— E aí? — Johannes ainda não percebe onde está a graça.

Aliás, eu também não.

— Aí Michi disse que vai ver que esse é o truque dos ventríloquos, que eles sempre ficam conversando com seus ovários, e aí todo mundo riu muito. Imagine que um ventríloquo conversa com seu bichinho de estimação, e quem responde, na verdade, são os óvulos e os esper... bem, não importa.

— Interessante. — Essa idéia era nova para nós, sentados ali à mesa, que já estamos esclarecidos sexualmente.

— Que besteira! — Johannes repete uma porção de lasanha. — Por que ela não explica a vocês com todas as cores o que realmente acontece na barriga?

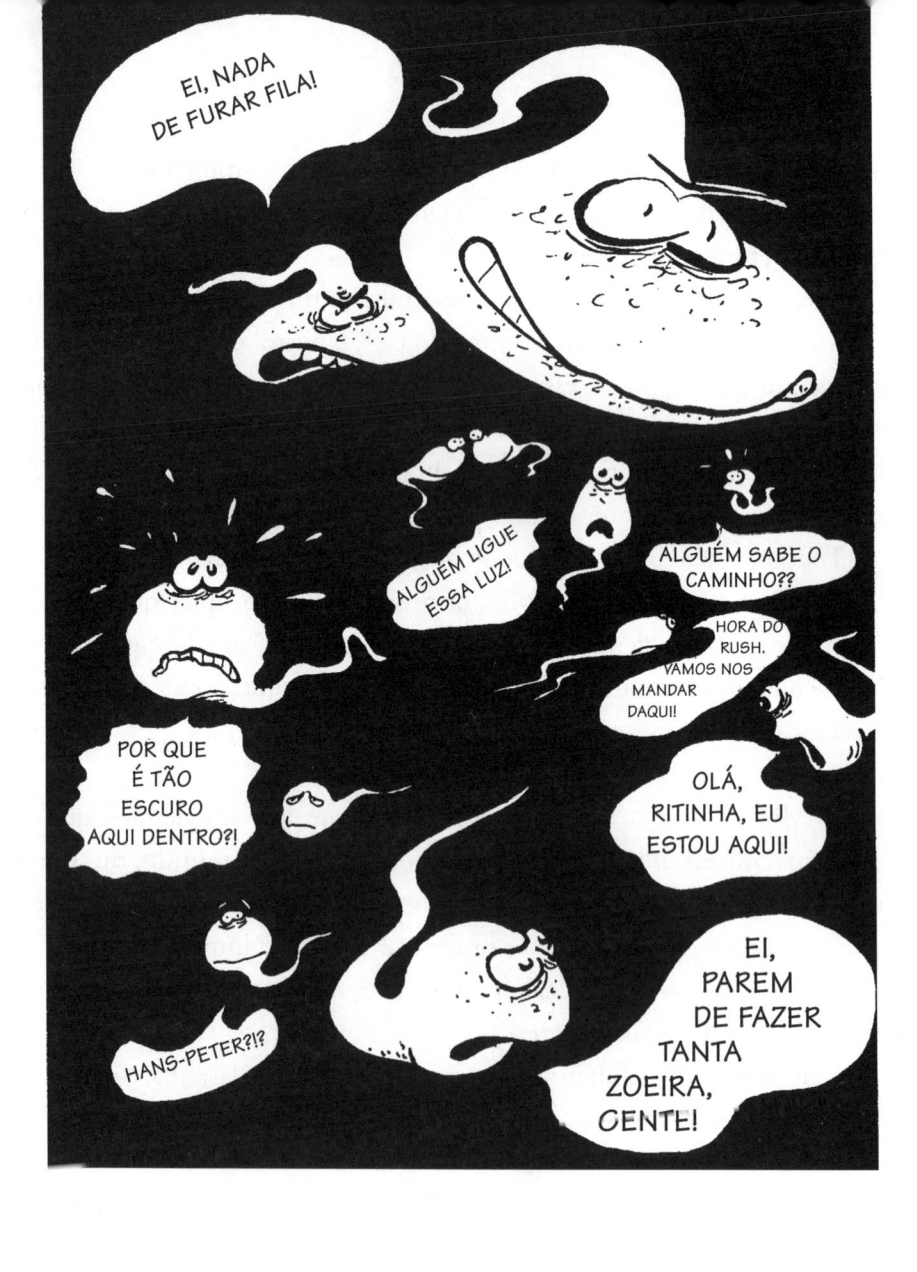

— Talvez porque ela sempre fica vermelha. Em todo caso, no recreio cobrei de todo mundo vinte centavos e expliquei exatamente como e quando o homem e a mulher fazem um filho, e toda essa história.

— Ah é? — estou perplexa. — E de onde você sabe isso tão bem? Não consigo me lembrar que alguma vez você tenha perguntado a mim sobre o assunto. Ou talvez ao papai...?

— Não — Benni lança um olhar conspirador para os irmãos mais velhos. — Já sei de tudo há muito tempo. E a gente sempre precisa de um dinheirinho.

— Ah, é? — Olho na direção da minha caçula de cinco anos que escutou a conversa com muita atenção. — E daqui a pouco você também vai querer um pagamento da Rose para lhe ensinar educação sexual, não é?

— Não, mãe, em família tudo é de graça. — Benni se dirige a Rose. — Olha, Rose, se você quer saber como funciona, bem, do ponto de vista puramente sexual é o seguinte...

— Não, nem quero saber. O Markus já contou tudo pra gente na escola. Já sei tudo. Mãe, já terminei. Posso ir brincar?

Confirmo, com um pressentimento. — E onde você vai brincar?

— Lá no Markus. Ele sempre sabe de coisas interessantes.

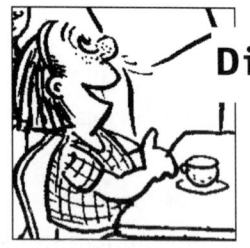# Discussão sobre o lar

— Falando sério, isto aqui nem é uma cozinha de verdade — afirma minha filha, com a testa severamente franzida.

— Ah é, e por que não? — Com surpresa olho ao meu redor, para a cozinha onde há quinze anos se preparam refeições para sete bocas famintas.

— Bem, porque a gente não tem telefone aqui!

— Um telefone? E precisa de telefone na cozinha, é?

— Mas é claro! — ela afirma sem ficar desconcertada. — Na minha cozinha também tem um.

É verdade. Na cozinha de plástico de Rose tem um telefone pendurado no gancho. Naturalmente um telefone sem fio, sinal dos tempos.

— E além disso você nem tem microondas ainda.

Também é verdade. Até o momento nunca achei que precisasse de um microondas. Além do que, até hoje não se sabe ao certo sobre os perigos da radiação.

— Mas acho que estamos indo bastante bem assim — começo a me justificar, mas Rose me interrompe, impaciente. — Na minha cozinha também tem um microondas. E o que as crianças têm na cozinha, os adultos também precisam ter, certo?

— Não, senhorita, não concordo. Só porque um projetista de brinquedos resolveu que tem de montar toda essa geringonça tecnológica, não vou precisar ter um aparelho desses também, não acha?

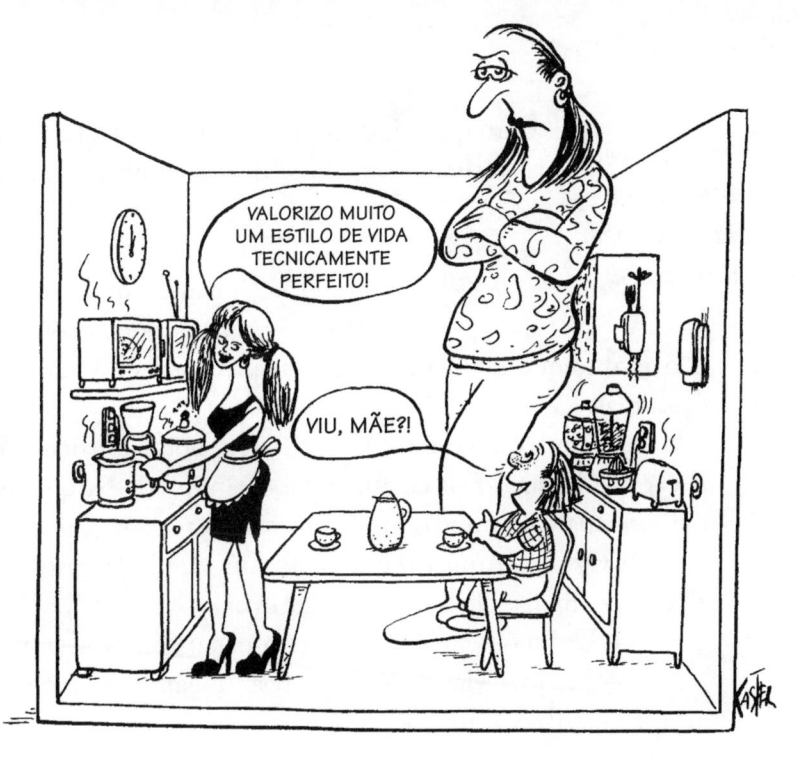

— Mãe! Às vezes você realmente vive na Lua, sabia? Você nem tem secadora de roupa!

É verdade. Até aquele momento, eu estava me elogiando secretamente por isso; primeiro, porque faço ginástica para pendurar a roupa e, segundo, porque economizo energia. Como poderia saber que com isso perdi o respeito da minha filha, uma entusiasta da tecnologia?

— É mesmo? Talvez você me diga agora o que mais falta aqui em casa.

— Bem, por exemplo, os televisores nos quartos de criança. Na casa da Barbie tem televisão no quarto também! — ela anuncia com ar de triunfo. É

— *Mãe! Às vezes você realmente vive na Lua, sabia? Você nem tem microondas!*

claro que a indústria de brinquedos sabe muito bem como treinar as futuras instaladoras de um lar no sentido de um consumo farto.

— E se eu não quero assistir TV na cama? — pergunto, curiosa.

— Não importa. A gente simplesmente precisa disso.

— Eu, não! — pouco a pouco começo a deslanchar. — E não admito que alguém me diga que preciso ver TV na cama! Você tem alguma coisa mais a comentar?

— Ainda falta muito. Você não tem bobes elétricos, como a mãe da Mona. Isso é tão bacana! E você ainda passa lâmina de barbear nas pernas. Sabia que tem um aparelho muito chique pra isso? A mãe da Anna deixa ela segurar o aparelho às vezes e a Anna diz que ele faz um zumbido gostoso. E você não tem faca elétrica, nem aparelho pra cozinhar ovos.

— Um momento! Dia desses o papai comprou uma iogurteira!

— É, sim. Mas você ficou resmungando e levou lá pro porão, porque achou supérfluo. Então, a gente tem uma, mas nunca usa.

— Olha só quem está reclamando! Você nem gosta de iogurte!

— Não gosto, mas isso não importa. Eu só falei que você não tem uma cozinha, mesmo. Essa é que é a verdade.

Procuro manter minha serenidade.

— Em vez disso você tem uma mãe que não se deixa influenciar pela ditadura da propaganda na TV. Isso já vale alguma coisa, não vale?

— Não acho. A gente tem que acompanhar os tempos.

— Ah é? E quem diz isso?

— Pois é... justamente a propaganda da TV.

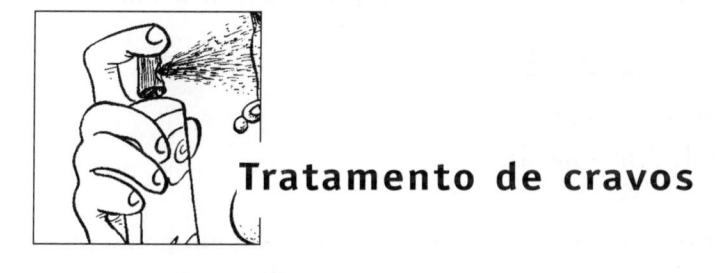

Tratamento de cravos

Deu meia-noite e eu estou morta de cansaço, mas o banheiro está ocupado.

— Quando é que vocês vão estar prontos, afinal? — pergunto a Johannes e ao seu amigo, Max, ambos no auge da puberdade, entre 15 e 17 anos.

— Vai demorar, mas pode entrar, sem grilo — me convidam, generosamente. Dentro do banheiro, os dois futuros homens estão entretidos trocando seus segredos mais íntimos, dando dicas de cosméticos um ao outro. Espremo pasta dental sobre a escova e fico escutando com entusiasmo.

— Aí só uma coisa ajuda: farelo de amêndoa com areia de praia — afirma o meu filhote, olhando para a pele aveludada do amigo.

— Verdade? E aí a gente não vai ganhar mais espinhas?

— Não. Mas mesmo se ganhar, ao menos os poros vão estar limpos. Aliás — ele agora se dirige a mim — não queria me tirar aquele cravo do queixo, mãe?

Eu me estico, enfio a escova dental firmemente na bochecha e procuro, bem debaixo da luminária do banheiro, com olhos treinados, aquele parasita chato.

— *Párquieto!* — com a escova enfiada na boca fica difícil falar. Descubro um pontinho preto. Orgulhosa com o meu êxito rápido, apresento sobre a unha o que consegui extrair.

Max está vivamente impressionado.

— Também tenho algo assim?

Deposito a escova de dentes na pia.

— Deixe-me ver.

Sob a luz impiedosa da luminária é impossível não vê-lo: um ponto preto no meio da cana do nariz. Max observa no espelho, fascinado, o enorme cravo e exige a sua imediata remoção. Johannes, por sua vez, observa com atenção e não economiza conselhos:

— Cara, a dor é infernal. Mas você tem que agüentar! Agüenta firme! Enquanto isso, posiciono minhas unhas e aperto delicadamente.

Max estremece. Johannes o anima: coragem! Max estica os ombros, atitude de macho. Localizo a bolinha de sebo entre minhas unhas e cumpro a minha missão. Max fica pálido. Sem palavras, ponho-lhe o cravo diante do nariz, agora um tanto avermelhado. Ele está profundamente impressionado e usa minha água-de-colônia. Mas a gente não deve sufocar com advertências mesquinhas as primeiras iniciativas no campo da higiene corporal ativa. Portanto, não comento nada.

— Olhaí, cara! — ambos os púberes estão entusiasmados.

Pego minha escova de dentes outra vez, furtivamente, mas agora a pia está ocupada pelos jovens que esfregam farelos de amêndoa no rosto. A seguir, a pele, que já passou por uma limpeza profunda de poros, é tratada com creme.

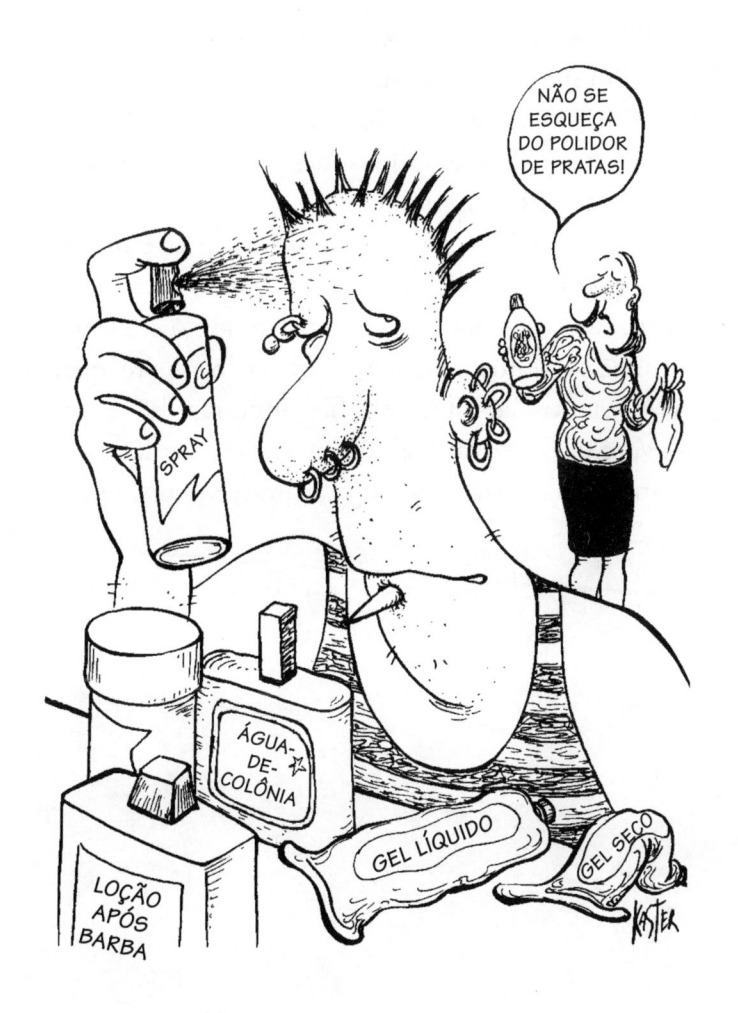

Satisfeitos, os dois, cheirando a colônia cara, examinam no espelho sua pele brilhante.

— E amanhã você nos ensina aquele truque com o anel, tá bom? — pergunta Johannes. — Você sabe, aquele de pegar todos os cravos na lateral do nariz.

Já terminei de escovar os dentes e prometo mostrar o truque do anel. Depois fujo do banheiro, enquanto a geração jovem ainda experimenta vários tipos de gel para banho no chuveiro.

Na manhã seguinte, Johannes entra no banheiro quando acabo de me secar. — Mas mãe, isso aí foi um banho muito rápido! — ganho uma descompostura. — Você devia cuidar mais da higiene corporal. E além disso, agora tem um creme fantástico contra rugas, algo assim com lipossomas.

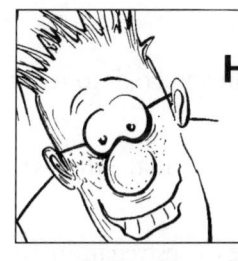# Homens domésticos

"O Sebastian nunca precisa fazer isso!" ou "Torsten não precisa fazer aquilo!" é o que se ouve constantemente em famílias com vários filhos homens. E, ao que tudo indica, a vida de nossos quatro filhos é especialmente difícil.

— Nenhum menino na minha classe precisa ajudar tanto em casa — queixou-se outra vez Florian, de 13 anos, dias atrás.

— É mesmo? — Nesse momento, primeiro mostro o meu interesse em trocar idéias. — E quem, então, limpa a sujeira na casa deles?

— Nenhum menino da minha classe precisa ajudar tanto em casa como eu

— Como é que eu vou saber? Uma faxineira ou então a mãe.

— Então você acharia bem normal se eu sempre limpasse a sujeira de vocês?

— Bem, sim...

— Já não chega eu sempre limpar a casa inteira e... — começo a ficar exaltada. Afinal de contas, esse assunto volta à pauta com muita regularidade e todos já temos certa prática na exposição dos nossos argumentos.

— Sim, sim, já sei: e você cuida da roupa *et cetera, et cetera*.

— Se você já sabe tudo isso, por que ainda se queixa?

— A gente podia ter uma faxineira, como todo mundo.

— Todo mundo... quem? Você não vai querer me convencer de que as mães de Ekrem e Sutarga contrataram faxineiras?

— Não. Essas, não. Mas Ekrem e Sutarga não precisam ajudar em casa, isso é certo.

— Ah é? E quem fica limpando atrás desses senhores e esfregando os banheiros?

— Como vou saber?

— Mas talvez você tenha uma idéia. Ou será que esses senhores nunca precisam usar o banheiro?

— Precisam, sim. Está bem, você ganhou. Aí são as mães que limpam.

— E você acha isso certo?

— Na verdade, não acho muito certo, mas é mais cômodo.

— Azar o seu. — Minha compaixão com Flô chegou a zero, depois de vinte anos de trabalhos domésticos num lar de sete pessoas.

Infelizmente, é justo nesta área fastidiosa que a aprendizagem através de um modelo não funciona mesmo, pois não consigo demonstrar com credibilidade que aspirar pó, limpar, esfregar a roupa e lavar louça sejam atividades prazerosas, que trazem a mais profunda satisfação espiritual.

A única coisa que provavelmente consigo passar, com credibilidade, é essa raiva incontida se, depois de horas de trabalho maçante, a casa em cinco minu-

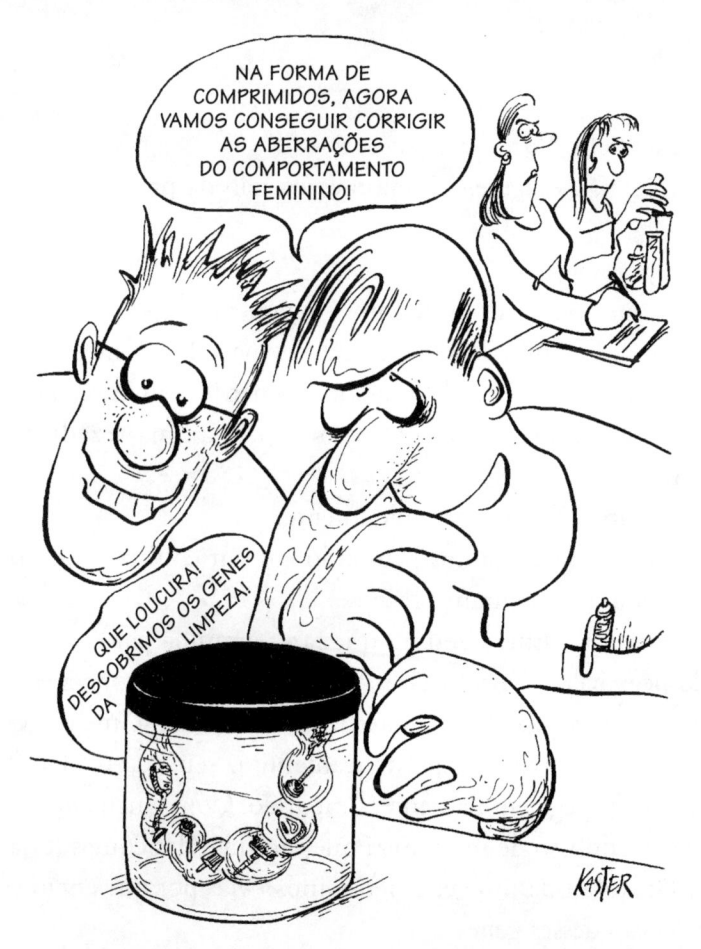

tos volta a seu estado anterior de imundície e desordem. Nesse caso, é possível ouvir minha voz aos berros, a duas quadras de distância.

Mas Flô ainda não desistiu totalmente, por hoje. — E por que não temos uma faxineira? Outros também têm dinheiro para isso.

— Está bem. Você quer pagá-la?

—Mãe, não exagere. Minha mesada não dá pra tanto. Por mês, dá mais de cem.

— Exatamente.

— O que você quer dizer com "exatamente"?

— Que nós também achamos caro demais. E que nós tínhamos combinado que, com esse dinheiro, seria melhor comer fora uma vez por mês.

— Ah é?! E quando foi que saímos pela última vez? Isso também foi só uma promessa.

Mas já aprendi a reagir rapidamente.

— Na verdade, estamos pensando em sair com vocês no próximo fim de semana, para ir ao restaurante chinês.

— Está bem. Então vou ter que fazer a minha parte.

Flô pega balde e escova de esfregar, resignado, e sobe a escada.

Essa eu consegui driblar, mais uma vez. Agora, só me resta uma preocupação. Nossa caçula arruma espontaneamente o seu quarto, há duas semanas, e esses dias até foi pega em flagrante, limpando! Com cinco anos! Dificilmente ela pode ter copiado isso de mim. Será que, no final das contas, essa mania de limpeza já vem embutida nos genes femininos? Mas por que então eu fui esquecida na distribuição desses genes?

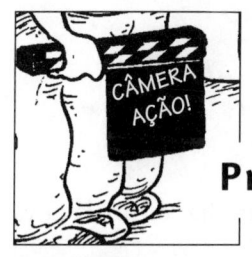

Prontos para virar astros

— Na verdade... — Benjamin está refletindo, enquanto corta pedaços de salame pra lá de grossos — na verdade, somos como a família da série de TV *Gente fina*.

— Quêêê? — Florian procura saber, e até Johannes pára de mastigar, olhando com expectativa para o irmãozinho.

No momento, a série *Gente fina,* que passa no início da noite, é a favorita deles, e possíveis semelhanças entre histórias autênticas que se passam na TV e a nossa família, naturalmente fornecem assuntos fascinantes para conversas.

— Lógico! — Benni está muito seguro do que diz. — As duas famílias vivem em Bremen.

— Certo! — concorda Flô. — Mas eles com certeza vivem num bairro bacana, e não como o nosso.

— Mas as duas moram em casa própria.

— E daí? Eles têm um jardim de verdade e tudo o mais, e nós moramos numa velha casa geminada e, ainda por cima, escura.

— Um momento — digo, entrando na conversa. — Esta casa velha e escura é do melhor estilo *Art Nouveau*.

— Mas é escura. Que mais, Benni? — Flô indaga.

— Bem, as duas famílias têm um monte de filhos.

— Eles só têm quatro; nós somos cinco.

— Mas as duas têm uma filha só.

— Mas lá a filha é a segunda mais velha e, na nossa família, é a mais nova — Johannes interfere.

— Por isso a Rose ainda não pode se apaixonar pelo professor — reflete Flô. — Por outro lado, isso ainda poderia acontecer com ela. Tem mais alguma semelhança?

— Mas é claro! — Obviamente, Benni já passou muito tempo refletindo sobre os paralelos existentes entre as duas famílias. — As duas têm um pai legal.

— E só, no mais eles são bastante diferentes: na família deles, o pai trabalha na Marinha, e o nosso é psicólogo.

— Que nada, seu bobo, o nosso é psicoterapeuta.

— Está bem, digamos que os dois precisam lidar com gente.

Fico confusa quanto a semelhanças existentes entre ambos.

— Desde quando um oficial da Marinha lida com gente? Eu pensei que ele lidasse com navios.

— Mãe, não desvie do assunto. Agora vamos falar de você. — Johannes está se empolgando com o tema. — As duas mães são professoras e também freqüentam a escola dos filhos.

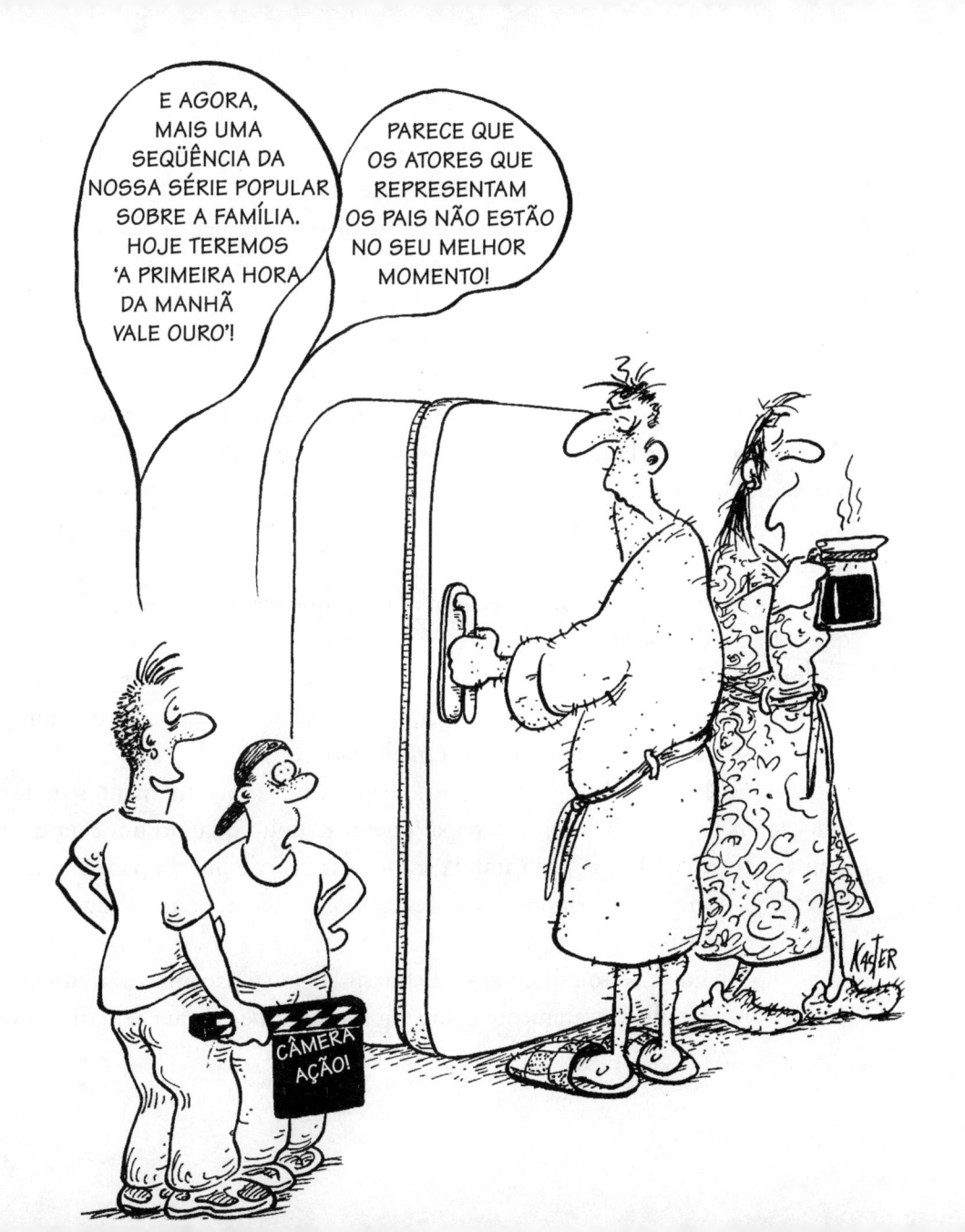

— Eu nunca fui à escola de vocês, eu lecionei lá! E, além disso, já parei de lecionar lá, lembra?

— É verdade — Flô me dá o seu apoio. — Esses, no filme, estão numa escola particular, e a gente vai à escola pública.

— Certo. Mas ainda tem uma coisa bem igual: nas duas, o filho mais velho não é do pai. Quer dizer, ele tem pai, mas um outro. Por assim dizer: a mãe traz o filho com ela quando se casa.

Estou admirada. Será que o pessoal do filme teria copiado a nossa história?

— Só que na família deles, isso primeiro foi mantido em segredo, e depois o filho fica sabendo, assim de repente. Mas no nosso caso, o Alex já sabia desde o princípio que o Hans não é o pai dele — Flô se refere a uma diferença muito marcante, a meu ver.

— Mesmo assim, vocês precisam admitir que realmente tem lógica aquilo que o Benni descobriu. — Johannes fica olhando ao redor, com jeito sonhador.

— Puxa, se nós também pudéssemos viver situações interessantes como eles... Ficar espionando um bando de receptadores na escola ou fazer com que um pai turco deixe a sua filha namorar com um alemão...

— Ah, ah, ah! E daí? Por acaso a gente nunca teve momentos de forte emoção? Não se lembra como o papai ouviu de noite quando um cara queria roubar a bicicleta da mãe, na varanda, e foi atrás dele de pijama para tirar a *bici* dele? E já tivemos um bando de ladrões na nossa escola, com polícia e tudo o mais.

— É o que eu estou dizendo — Benni mastiga seu pãozinho prazerosamente. — Nossa família é exatamente como aquela do filme, só que bem diferente.

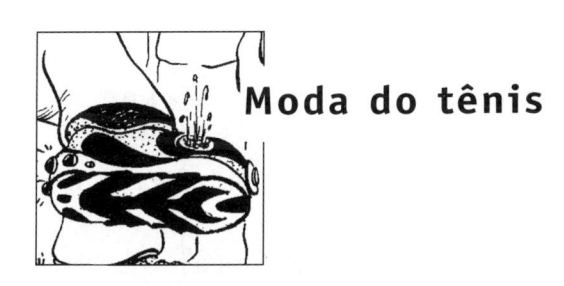 # Moda do tênis

Quem tem filhos entre dez e vinte anos sabe quantas discussões desgastantes estão ligadas ao assunto calçados. O conceito de "sapatênis" ou simplesmente "tênis" só pode ser descrito de modo insuficiente, em vista do que se esconde por trás desse calçado superestilizado, com *design*, elaborado com materiais os mais sofisticados, cada vez mais refinado do ponto de vista estético e tecnológico. As conversas que giram ao redor da aquisição desses objetos, absoluta e vitalmente necessários para a maioria dos filhos, seguem um ritual amplamente treinado.

As conversas que giram ao redor da aquisição desses objetos, absoluta e vitalmente necessários para a maioria dos filhos, seguem um ritual amplamente treinado.

— Hoje o Till estava de tênis novos — conta Florian no jantar. — Ótima oferta, *suuuperbarato*.

— Ah é? — Eu já sei o que vem a seguir; por isso me eximo de fazer comentários.

— Os meus também já gastaram outra vez. Na verdade, nem dá para usar mais.

— Como assim? — Essa é a minha deixa. — Os seus só têm... espere! Compramos logo depois das férias.

— Siiim, mas isso já faz quatro meses.

— Um momento! Você não está querendo me dizer que em apenas quatro meses conseguiu acabar com um par de tênis de marca tão resistente?

— Bem, eu sempre dei um trato com cera e tal, mas eles não duram a vida inteira, né, mãe?

— Mas como? — pergunto, um tanto ácida. — Se eles são feitos especialmente para as atividades esportivas!

— Mas, mãe, esses aí são *crosstrainer!*

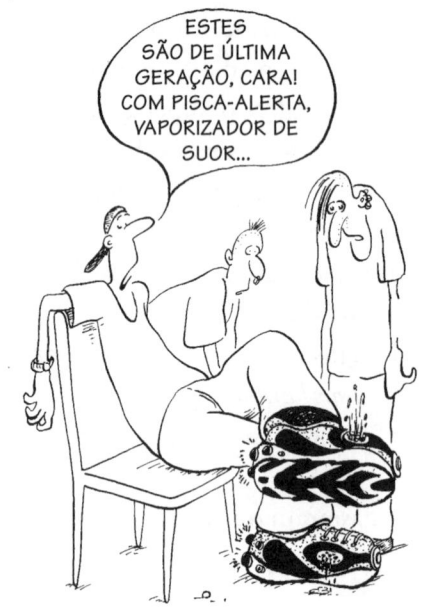

— E não dá para se andar na rua com tênis esportivos? Por acaso eles não são apropriados para uma atividade tão banal? Então, por que você ficou me cantando, naquela época, para eu comprar esses tênis, se eles nem servem para o dia-a-dia?

Nesse momento, um dos irmãos entra na conversa, sabendo que o próximo a precisar de um novo par de tênis será ele.

— Mãe, o Flô tem razão. Esses tênis são super-resistentes, mas são para esportes de salão.

— E por que se chamam então *crosstrainer*? — indago, muito insistente. Meus conhecimentos do inglês são suficientes para saber que isso não diz respeito a esportes de salão. — De qualquer modo — agora eu estou exigindo — quero que me mostre que eles já não estão servindo!

— Não é bem assim. Servir, ainda servem. Não se trata disso. Esses eu só usaria para esportes de salão e os novos para atividades ao ar livre.

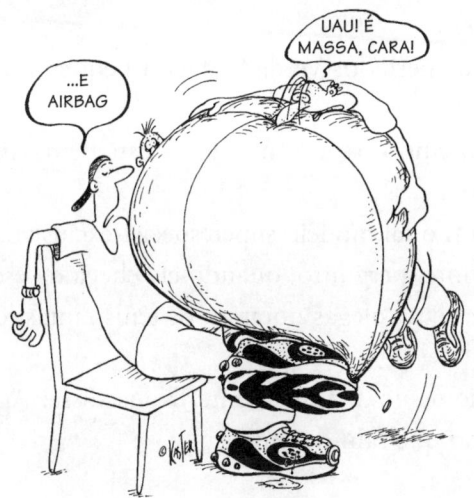

— Pode parar. — Chegou o momento de eu agir com mais energia frente a esse tipo de abuso. — Nem sequer decidimos a compra de nada, aqui.

— Mas o Till também...

— O Till é filho único. Por mim, seus pais podem lhe comprar um novo par de tênis a cada semana, se eles têm dinheiro para isso. Nós não temos, nem pensar! Você tem um par de tênis que ainda serve muito bem, e já chega!

— Mas, mãe, essa é uma oferta *suuuperespecial*. Nunca mais vou conseguir esse modelo tão barato!

— Não importa! Então compre com a sua mesada. De nossa parte, não vai ganhar. E ponto final. Os seus estão ótimos, e ainda tem outro par para as aulas de Educação Física...

— Não tenho, não! — Nesse momento ele entra com munição imbatível, com o argumento do qual nós, pais, não podemos nos esquivar, pelo menos não nos próximos anos.

— Está superapertado. Verdade. Ficou pequeno, e agora tem essa oferta tão boa, justo...

Reconheço quando estou vencida. — Está bem. Amanhã você me mostra essa loja maravilhosa.

Eles compram o tal modelo superespecial-exclusivo.

No dia seguinte, pergunto, quando ele chega da escola:

— E aí, Flô, seus colegas notaram os tênis fantásticos que você está usando agora?

— Bem, não assim... diretamente. Kolja disse: Agora você também está usando esse modelo que saiu de moda!

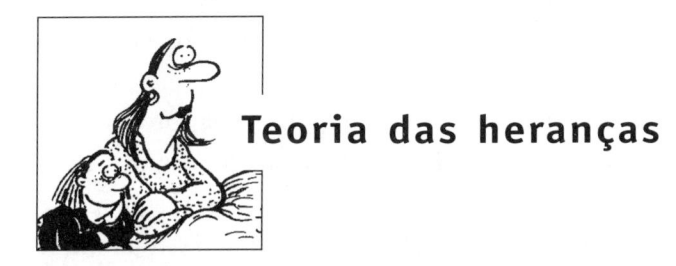

Teoria das heranças

— Então, quando você vai morrer? — é o que me pergunta a nossa filha de cinco anos, exatamente como seus irmãos mais velhos perguntavam tempos atrás, até se darem conta de que essa pergunta, em primeiro lugar, não pode ser respondida e, em segundo lugar, assusta as pessoas. Na verdade, tive sorte, hoje, já que Rose não acrescentou a fatídica palavrinha... finalmente.

— Infelizmente, não sei dizer. Além disso, eu nem gostaria de saber exatamente quando vou morrer.

— Por quê?

Até o momento, ela não havia tido a experiência de alguém que **não quis** saber algo.

— Por quê, afinal, você quer saber isso? — repito a pergunta, retirando-me elegantemente da questão da data exata de meu falecimento, tão certo quanto a própria morte.

— O vovô já está morto. E o bisavô também. Quem deles está morto mais velho?

— Ué, porque eu quero herdar de você. Lógico, né, mãe? Vou ficar com todas as suas jóias, tá, mãe? Os meninos não precisam das jóias. Vou ganhar todas, não vou?

— Se você quiser. — Engulo em seco. Às vezes, esse tipo de confrontação repentina com a própria mortalidade pode ser um tanto chocante. — Mas talvez você possa esperar um pouquinho. Ou será que preciso morrer logo para que você tenha as minhas jóias?

— Não precisa, não. Eu só queria saber. — Tranqüilizada, a autodenominada herdeira de todas as minhas tralhas volta a se ocupar de assuntos mais importantes, como meter bonecas Barbie dentro de roupas incrivelmente feias e enchê-las de jóias de plástico. Afinal, jóias são a sua felicidade total neste momento.

Mas o assunto não acabou por completo, para ela.

— O vovô já está morto — ela me lembra, sem dó nem piedade.

— É verdade. — Realmente, esse não é o meu assunto predileto. Mas não é bom ficar reprimindo.

Volto ao meu livro, com certa insistência. Mas sem chance.

— A bisa também está morta. E o bisavô também. Quem deles está morto mais velho?

— Como assim? O que você quer dizer com isso?

— Bem, quem esteve primeiro nesse céu ou como se chama?

— Não sei. Ninguém sabe nada ao certo sobre o céu.

— Sabe, sim. O Klaasi sabe. Ele disse que os mortos vão para o céu.

Quem sou eu para ousar contrariar sumidades como essa? Primeiro, não digo nada. Mas não é assim que consigo me livrar desse assunto fastidioso.

— Só que não é todo mundo que entra lá, diz o Klaasi. Primeiro, a gente tem que ser bastante bonzinho, senão o céu já era.

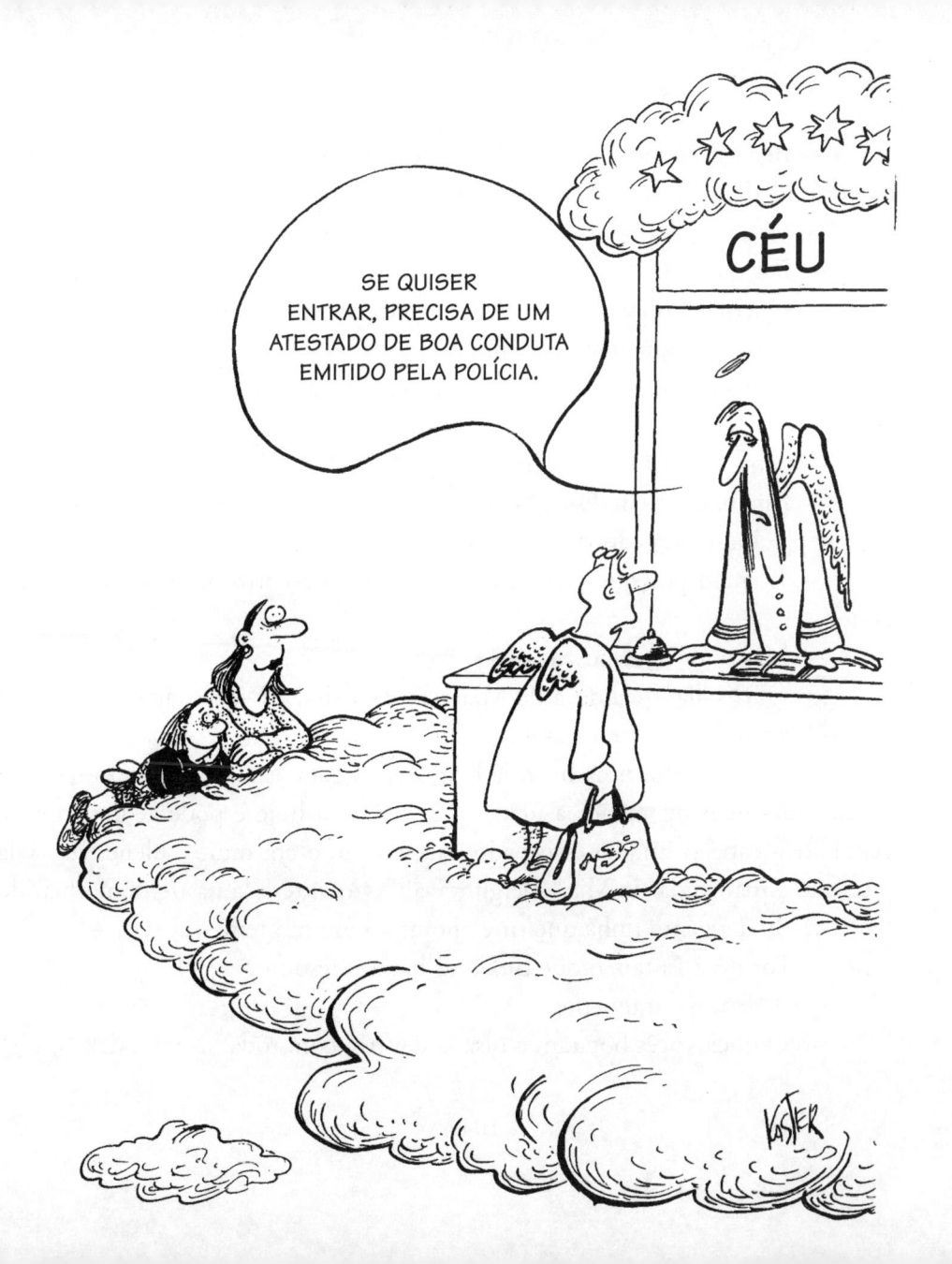

— Bem, nesse caso, você pode se esforçar desde já para ser boazinha. Que tal você me deixar continuar a ler, hein?

— Sim, daqui a pouco. Podemos ir alguma vez a um enterro?

— Por que isso?

— Quero ver quando eles entram no céu ou não. Quando o vovô morreu, eu era tão pequena que nem me lembro.

— Mas não dá para ver. Por isso ninguém sabe ao certo como isso funciona.

— Sabe, sim. O Klaasi sabe.

— Está bem. Além disso, os enterros são sempre algo muito triste, porque a gente precisa se despedir dos mortos. Porque eles somem para sempre.

— E então por que a tia Mia disse que no enterro da bisa vocês riram tanto?

— Mas onde você ouviu isso?

— Outro dia, quando a tia Mia veio de visita. Aí vocês falaram disso. O que foi? Por que vocês riram tanto, mãe?

— Bem, isso foi uma história bem doida. Sabe, sua prima Alexa naquela época tinha mais ou menos a idade que você tem hoje e pôde acompanhar a gente até a capela. Enquanto o padre falava e tudo era muito solene, ela vivia puxando a manga da tia Mia e perguntava: "O que tem lá na frente no baú do tesouro?" E aí a gente tinha que rir e chorar ao mesmo tempo.

— Por quê? Então, o que tinha no baú do tesouro?

— A bisa, naturalmente.

— O quê? Vocês botaram a bisa lá dentro, com todas as jóias dela?

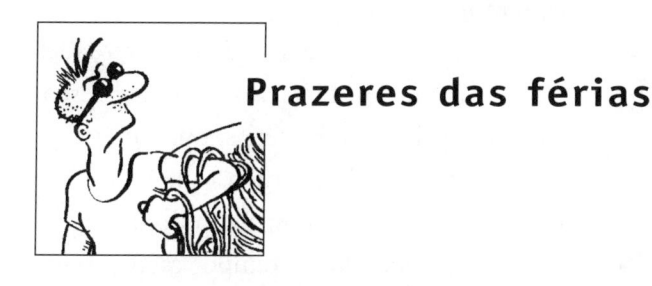

Prazeres das férias

— Não quero ir para a Itália de novo! — Florian olha furiosamente para o seu pão com patê de fígado antes de mordê-lo com a mesma fúria.

— E por que não? — Inspiro profundamente.

— Só porque vocês compraram aquela cabana, precisamos ir lá todo ano. Eu quero passar as férias em outro lugar, pra variar.

— Escutem só o que ele está falando! — o pai se exalta. — Quando nós tínhamos a sua idade...

— ...provavelmente nem sabiam onde fica a Itália! — Johannes termina a frase, com um sorriso irônico.

— Bem, nem tanto. Mas as pessoas não costumavam ir para lá. Pelo menos, a maioria não ia. — O pai pegou uma fatia de pão da cestinha.

— Eles iam para outra parte, e daí?

— Não senhor! A gente ficava em casa.

— *O quê*? As férias todas? Sempre em casa?

— Só porque vocês compraram aquela cabana, precisamos ir lá todo ano. Eu quero passar as férias em outro lugar, pra variar.

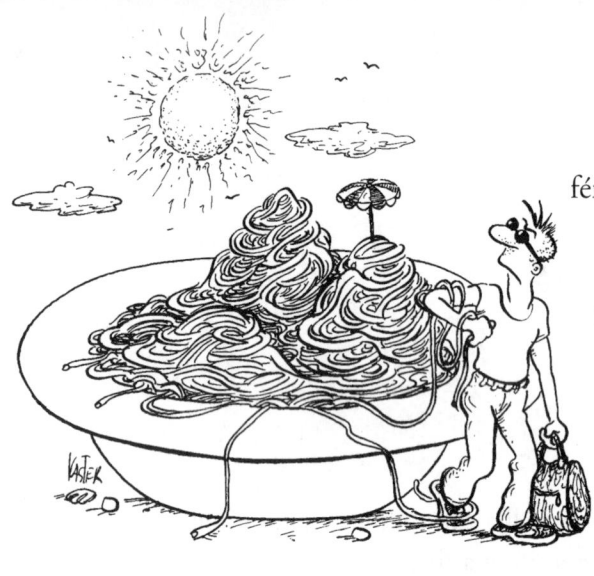

— Isso mesmo. As longas seis semanas de férias, sempre em casa.

— Mas isso nem eram férias de verdade!

— Eram, sim. Primeiro, não havia escola. Isso é o principal das férias, ou não é?

— É, sim. Mas então, quero dizer, o que vocês faziam sem escola, o dia todo?

— Quando o tempo estava bom, íamos à piscina.

— Todos os dias?

— Todos os dias.

— Nessa piscina chata? Onde nem tem tobogã, só um trampolim de três metros?

— Exatamente, nessa piscina chata ao ar livre. A gente achava isso o máximo.

— E quando o tempo estava ruim?

Olho para o meu bem-amado com um largo sorriso. Ele me devolve o sorriso.

— De alguma forma, tenho uma lembrança bem unilateral. Nesses verões de férias, só havia tempo bom; no máximo, um temporal.

Johannes dá um suspiro.

— Acho que isso é a memória ruim de vocês. Mas tudo bem, o que vocês faziam quando não iam à piscina?

Faço um gesto de indiferença.

— A gente ia à biblioteca pública. Ou encontrar-se com amigos e fazer teatro. Ou jogar pingue-pongue na casa dos Franzen; eles tinham colocado uma mesa na garagem e o carro não podia mais entrar lá.

— E você? — pergunta Florian ao pai.

— Olha, na nossa vila não tinha piscina. A gente primeiro precisava ir a Kassel, e isso era bem caro. Eu criava rãs com meus companheiros e construíamos casinhas nas árvores.

— E?

— Como assim... e?

— E o que mais vocês faziam?

— Na verdade, era isso. A gente ficava todo o tempo ocupado com isso. Em todo caso, a gente não se aborrecia, pelo menos não que eu consiga me lembrar.

— Percepção seletiva, está bem claro! Vocês preferem não se lembrar do tempo ruim e da chatice que era, só para deixar os filhos chateados! — torna Johannes, refletindo.

— Bem, eu não consigo imaginar férias sem sair de casa e viajar.

— Nem eu! — Florian leva a segunda fatia de patê de fígado à boca. — Qualquer coisa é melhor do que ficar preso aqui quando todas as outras crianças sumiram.

— Mesmo que a gente só vá para a Itália? — O pai esconde o rosto atrás do guardanapo.

Johannes olha pensativamente dentro de seu copo vazio.

— De qualquer maneira, é sempre quentinho por lá. Pelo menos, vou ter lembranças que merecem mais credibilidade do que vocês têm. Se meus filhos me perguntarem, minhas histórias dos verões quentes serão verdadeiras.

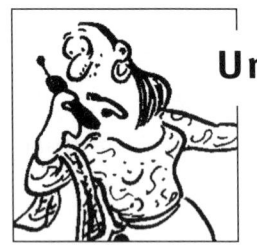# Uma tarde bem normal

Um momento! Tem alguém na porta da casa. Ei, tocou a campainha, alguém vá abrir, por favor. Estou com as mãos cheias de massa!

Flô! Tocou a CAMPAINHA!

Quem é? Não, eu não sei quando o Johannes chega da escola. Bolas, porque eu não sei quando ele chega, ora! Será que eu preciso saber de cor todos os horários de cada um de vocês? Olhe você mesmo no quadro de avisos.

Pois bem, então diga ao Basti para voltar às cinco horas; aí o Johnnie provavelmente já estará em casa.

Cuidado, Rose. Não, essa massa não dá para comer! Porque é massa com fermento. Não tem gosto bom enquanto está crua. Além disso, não é saudável. Já falei que não dá para comer a massa. Está bem, então experimente e estrague seu estômago. Para mim tanto faz. Está gostosa? Ótimo.

NÃO. APESAR DISSO, VOCÊ NÃO VAI GANHAR MAIS.

Flô, venha, por favor, e pegue a sua irmã aqui na cozinha. Senão, eu não vou conseguir nunca pôr essa pizza no forno. Que pizza? Ora, uma bem normal, com tomates e cogumelos. Sim, calabresa também. NÃO, PRESUNTO NÃO.

Por que não? Porque não tenho presunto em casa. Está bem, então compre algum. Leve a Rose e traga um pouco de leite e pão, certo? Como vou saber onde está a carteira? Provavelmente no corredor, em cima da mesinha. Não? Então deve estar no armário, lá na copa.

Também não? Que estranho! Ou será que alguém mexeu de novo e apanhou dinheiro às escondidas?

Está bem, desculpe. Já tenho algumas experiências com vocês. Não seria a primeira vez, não é mesmo?

Talvez junto do espelho, no quarto? Não? Quando foi que eu a usei pela última vez? Hoje de manhã, quando veio o pacote. Levei para cima, para o meu gabinete. Dá uma olhada se não está junto do pacote. Ainda não consegui abrir o embrulho, porque veio a Anke e pediu o guia da TV. É claro que ela tem um. Pelo menos, deveria ter. Mas o desta semana o gato comeu ou algo assim. Bem, agora ela tem o nosso. Por favor me lembre disso, se a gente procurar pelo guia hoje à noite.

— Você enlouqueceu de vez? Como é que você foi dizer ao sr. Sukowski que eu estava no banheiro?

Bem, era isso. Então, tire dez marcos. Tudo bem, pegue vinte. Não, dois pães, não. Só um, senão o outro vai ficar duro, e a dama e os cavalheiros desta casa têm dentes tão sensíveis que ninguém come pão amanhecido, só eu. Não, obrigada. Um é suficiente. Leve a Rose, por favor.

Mas que droga, a massa não cresce!

Não, usei palavrão só para mim, não foi por sua causa. Por que vocês não saíram ainda?

Então, vão de uma vez. Eu mesma atendo o telefone.

Merda. BENNIE! BENNIE! Transfira a ligação aqui para baixo!

Por que você não transfere a ligação para baixo? Não, não para o escritório do papai, seu bobão! Estou aqui na sala. Não, pode deixar, já vou descer lá.

Droga, parou de tocar. Bem, se for algo importante, vão ligar de novo.

Bennie, vou ao banheiro. Se tocar, a porta ou o telefone, você precisa atender, está bem?

Bennie, você enlouqueceu de vez?

Como é que você foi dizer ao sr. Sukowski que eu estava no banheiro? Mas é claro que eu estava, mas isso não é algo que se diga a uma pessoa totalmente estranha. Não, nem aos vizinhos!

Por que não? Porque não é de bom tom.

Rapaz, você está me dando nos nervos. Da próxima vez diga: Um momento, por favor, minha mãe vem logo. Então você convida o sr. Sukowski para entrar. É claro que não só o sr. Sukowski. Todos os que quiserem algo de nós, todos menos os Testemunhas de Jeová. Por que não? Porque esses me dão ainda mais nos nervos do que você. Não, eles não freqüentam o terceiro ano, é gente adulta. Eles querem converter os outros à fé deles.

Como é que você me pergunta isso? Vocês não têm Religião na escola? Lá eles não ensinam nada a vocês, não? O quê? Lá rá, lá rá, lá rá, lá lá? Não, meu amor, no momento eu preferiria não ouvir isso! Deixe para depois, está bem? Fantástico, que você já saiba tudo. É mesmo.

Você faz o favor de abrir a porta para o Flô quando ele chegar? Vou atender ao telefone.

Alô, Alex. O quê? Que atestado? Não, não assinei nada. Para o *Ministério da Educação?* Você não precisaria ter solicitado isso há muito tempo? Esqueceu, é? Como assim? Afinal de contas, por que vocês vão fazer o *vestibular* se não conseguem resolver as coisas mais simples?

Não, senhor, agora não estou querendo nenhuma discussão a respeito da finalidade e utilidade do *vestibular*. Onde você disse que colocou o bilhete? Em cima do guia da TV? Mas que ótimo lugar! Puxa, agora é que eu me lembrei! Está com a Anke! Mas onde ficou esse bilhete, então? Espere um momento. Fique na linha. Vou dar uma olhada.

Sim, Flô, ponha ali. Não, a pizza ainda não está no forno, ainda vou colocar o seu presunto.

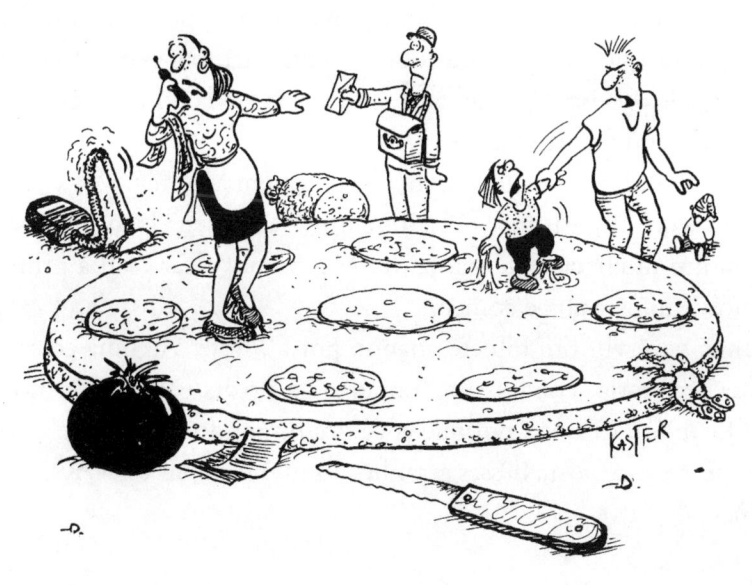

O quê? Ah, estou procurando um atestado do Alexander. Antes, estava em cima do guia da TV, mas quando o entreguei à Anke, não tinha nada em cima dele.

Alex? Escute, eu ligo depois, primeiro preciso procurar o bilhete. O que você quer dizer com "sua organização"? Faça melhor com os seus próprios filhos, mais tarde. Não, não estou ofendida, estou superchateada. Isso mesmo.

Benni, aonde você acha que vai? SEM CASACO? Com esse tempo? Ou você veste algum agasalho ou fica em casa. Não me importa! Você NÃO é o Boris Becker. Como assim, a culpa é minha? Por que você não está contente que exista um Benni, seu bobinho?

Olá, Johnnie. O Basti esteve aqui. Como é que eu vou saber o que ele queria? Está bem, mas se apresse.

Rose, sai de perto da massa, vamos precisar dela para a pizza. Vá brincar até que tudo esteja no forno. Aí eu subo e vamos arrumar o quarto de vocês.

É claro que precisa ser arrumado. Outra vez. Seria bom se você e o Bennie já fossem começando a arrumação.

Olhe, eu também não acho a menor graça em arrumar.

Como? Você vai arrumar o meu quarto e eu o seu? Não, senhora, muito obrigada, muito inteligente de sua parte. Mas vamos ficar com a primeira proposta: vamos, vamos, suba e comece!

Bennie, você viu um bilhete voando por aí, hoje? Alguma coisa impressa do Alex, da secretaria, coisa assim. Então olhe no lixo. Está? Ótimo! O quê? Pintado? Quem foi? Ô Rose, por que você fica pintando tudo o que vê pela frente? Ou por acaso você gosta desses arranhões aqui no armário? NÃO! EU, NÃO!

Bem.

Não senhor, Johnnie! Agora não tem televisão. Porque eu quero que vocês arrumem lá em cima! Eu, autoritária? Foi matéria de escola, hoje? Tanto faz. Agora eu estou mandando, bem democraticamente, e vocês vão ter que arrumar.

Não, saia daqui, quem está telefonando agora sou eu.

Alô. Alex? Ah, Thorben, bom dia. Como assim, ele não está? Vocês são uma bela república, hein? Nunca ninguém sabe onde está o outro. Você pode me fazer o favor de escrever um bilhete para ele dizendo que encontramos o bilhete dele? O quê? O bilhete dele! Não, você tem que escrever isso no bilhete para ele! Desculpe, mesmo que agora você deva achar que já estou completamente senil: por favor, comunique ao Alex, no bilhete, que o bilhete dele já foi encontrado. Está bem? Certo. Obrigada, tchau.

Que coisa! Esse malandro simplesmente se manda e me deixa procurando aqui.

Não. Acabei de falar: nada de televisão!

Então vá ler um livro ou olhar para as paredes ou faça os deveres de casa. Não sei onde está o guia. Pergunte ao Flô.

O que você quer que eu faça? Olhe, fique frio, está bem? Que eu estava com o guia? Como vou estar com o guia, eu, hein? Logo eu que nunca tenho tempo de assistir à TV. Para que eu vou precisar do guia? Flô? Ah é, é verdade, a Anke veio pedir emprestado. Não, você não vai lá. Eu preciso de você aqui.

Rose, não quero que você enfie mais massa nessa sua boquinha.

Obrigada pela simpática ajuda. Então, Rose, não quero que você coma mais massa, já que seu irmão prefere expressões mais elegantes.

Não estou nada irritada. Só quero pôr a pizza no forno, finalmente. E os quartos lá em cima parecem chiqueiros, ouviram? Incluindo o seu, meu jovem. Não me importa; se é assim, não deixe os pequenos entrar.

Vá atender à porta, que eu estou com as mãos na massa.

Ah, é você, Alex, em pessoa? Que bom! Sim, você pode comer aqui, só espero que sobre comida para os demais. Agora leve a Rose para cima, Johnnie, e comece a arrumação.

Então, não, mas LEVE-A COM VOCÊ!

Olhe, achei o seu bilhete. Aqui está. Onde preciso assinar?

O papai só vem à noite. Não sei exatamente.

Mas que barulheira infernal é essa lá em cima?

PAREM! PAREM COM TUDO! JÁ!

Não de arrumar, quero dizer: parem de brigar! Alex, vá lá para cima e acalme essa turma. Seja um irmão mais velho bonzinho.

Pode deixar, já vou atender.

Sim, bom dia. Não, o meu marido não está em casa. Por favor, ligue para o consultório dele.

Nesse caso, deixe o seu recado na secretária eletrônica.

Não, senhora, não sei quando ele volta.

Está bem, deixe o seu número. Até quando a senhora quer que ele ligue? Até a MEIA-NOITE? Está bem, já anotei.

Até logo.

Algumas pessoas são bastante atrevidas. Será que não se pode nem ter vida privada?

Flô! FLÔ! FLORIAAAN! Por que você não vem? Walkman? Ainda vou jogar essa porcaria no fogo. Flô, você vai lá na casa da Anke buscar esse bendito guia. Não, AGORA MESMO!

Sim, alô? Ah, Insa. Que aula de piano?

É mesmo? Bem, nesse caso precisamos deixar para outro dia. Espere um momento, vou com o telefone ao quadro de avisos para dar uma olhada. Não, segunda-feira não dá, o Bennie tem futebol. E na terça, o Johnnie tem judô. Está bem, vamos ficar com a quarta, que já era minha única tarde livre. Não, não. Está bem assim, foi só uma pitadinha de humor negro. Não, na sexta não tem jeito mesmo: dois filhos vão a uma festinha de aniversário. Está bem, vou deixar um bilhete em cima do piano: em vez de quinta, será na quarta, desta vez. Eles vão descobrir quando forem estudar piano; mas pode deixar. Eu não vou esquecer. Tchau e divirta-se no *workshop!*

O que está acontecendo aí em cima? Quem está assassinando quem?

Mas o que é isso? Isso era para ser uma arrumação. Parece mais uma piada, e de muito mau gosto. Onde está o Johnnie? Era para ele tomar conta.

Ah, é mesmo? Deveres de casa? Conversa pra boi dormir. Isso eu quero ver depois! Não, não o boi. Esses assim chamados deveres de casa. Como assim, desconfiada? É prudência, adquirida pela experiência, meu bem. Nada mais do que isso.

Então, Bennie, você vai arrumar os quebra-cabeças. A Rose arruma os carrinhos. Por quê? Porque estou dizendo. Por que não? Mesmo que você NÃO tenha brincado com isso. O Bennie também não tirou todos os quebra-cabeças, ouviu?

Mas que droga! Esse telefone nunca pára mesmo! Pode deixar, já vou atender. Não transfira para cima. Eu já vou descer. Então, por que você transferiu para cima? Mas eu... bem, não importa, estou escutando. Alô, querido!

Nossa, está tão ruim assim? Não, aqui está tudo jóia. Não, como sempre. Uma paciente ligou, espere... aqui está o número dela. Foi o que eu falei para ela, mas ela tinha um problema com secretária eletrônica. Mais tarde? Mais tarde quando?

É. Sim, naturalmente as crianças vão estar na cama. Sim, vou dar um beijo neles de boa-noite por você. O quê? Que eu me divirta até que você chegue? Não se preocupe, tem um monte de gente por aqui que se encarrega para que eu não sinta tédio. Pode deixar.

Não, não estou sendo sarcástica.

Sim, também te amo. Até mais.

SE ESSA BARULHEIRA AÍ EM CIMA NÃO PARAR LOGO, vou a Frankfurt visitar minha amiga, e levar todos os vídeos favoritos de vocês comigo!

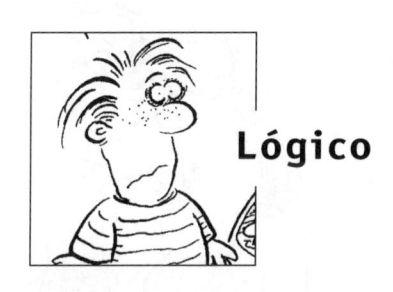

Lógico

Nós, os bem crescidinhos, achamos na nossa falta de razão de adultos que sabemos o que é lógica. É tão óbvio: é a capacidade de pensar de modo conseqüente!

Mas, nesse sentido, as crianças muitas vezes nos superam, pois sabem muito melhor do que nós o que é lógico. Existem, por exemplo, os adultos politicamente corretos que, no entanto, fracassam na lógica ainda mais correta dos filhos.

O pai está sentado na banheira com o filho de seis anos e a filha, de três, e todos se divertem brincando na água. Aí Benjamin sugere:

— Agora vou brincar com a Rose de mãe e filho.

O pai, em seu pensamento progressivo, indaga:

— E por que não pai e filho?

Bennie o esclarece pacientemente:

— Mas isso não dá. A Rose é a mãe, e eu sou o filho.

Quem não conhece aquele olhar complacente do próprio filho, se mais uma vez a mãe não entendeu nada?

Quem não conhece aquele olhar complacente do próprio filho, se mais uma vez a mãe não entendeu nada?

Depois que Benni passou a noite pela primeira vez na casa de um amigo, o pai constata no jantar:

— Então, agora você dormiu pela primeira vez fora de casa.

— Não — diz Benni com aquele olhar de "Eu-já-sei-que-você-não-sabe-mesmo!" — Dentro de casa. É inverno, né, pai?

Ainda existe algo como a lógica das necessidades, ou seja, se a gente quer achar um motivo, vai encontrá-lo.

Flô cogita se vai parar com o judô. Pergunto do que ele não gosta nos treinos de judô.

— Tente entender, Nina. Nossos treinos são na sexta, e isso é justamente no fim de semana.

— Mas no ano que vem você vai ter outro horário de treino!

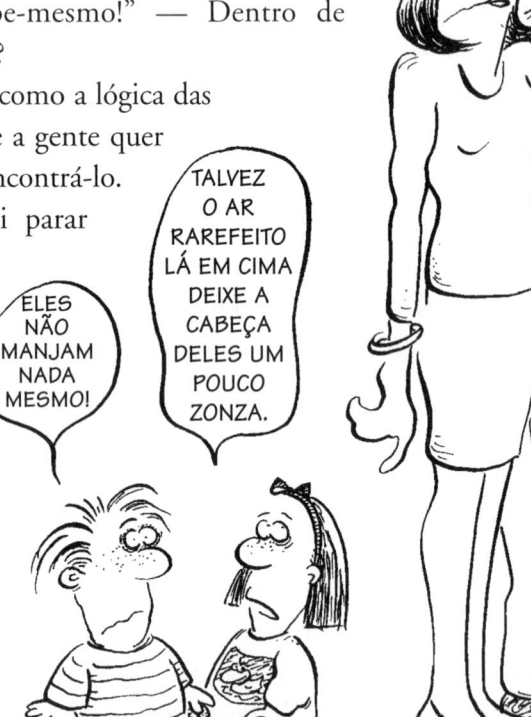

118

— Siiim. Aí vai ser na terça. Olha, isso é bem ruim, porque é no meio da semana!

E ainda existe a lógica da rivalidade; essa, porém, é abordada entre os próprios filhos.

Benni quer que eu corte o espaguete no prato.

Flô explica, todo orgulhoso:

— Eu não corto, eu enrolo.

Benni: — Acho bobo ficar enrolando.

Ao que Flô responde, com bastante desprezo:

— Como é que você vai achar bobo algo que você nem sabe fazer?

E, por fim, às vezes, existe uma lógica infantil que aquece o meu coração; por exemplo, quando o menino de dez anos afirma, depois de ter assistido a um filme na TV:

— Olha, esse filme foi bem hostil contra as mulheres.

Estou realmente surpresa.

— Mas nem havia mulheres no filme!

— Por isso.

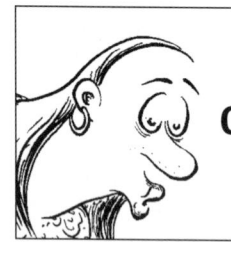

Contra-sensos

Ser pai e mãe é assim e, às vezes, é bem diferente. De certa forma, ambas as coisas ao mesmo tempo. Portanto, é bastante complicado. Mas assim é.

Por um lado, a gente deseja que os queridos pequenos se tornem adultos queridos. Em face e pelo odor das montanhas de fraldas, a gente deseja ardentemente que aquele maravilhoso pedacinho de gente um dia faça as suas necessidades sozinho. Só que então já não estará mais deitado à nossa frente, em toda a sua doçura encantadora. Nem vamos mais poder acariciar e beijar essa fofurinha à vontade.

Ser pai e mãe é assim e, às vezes, é bem diferente. De certa forma, ambas as coisas ao mesmo tempo.

— Me deixa! — manifesta o nosso raio-de-sol, e então se manda. Agora é ele quem decide quanto de carinho paternal e maternal ainda quer receber. Que pena! Depois vêm os tempos horríveis em que uma criança transtornada pelo excesso de deveres de casa busca nos pais o seu último refúgio:

— Vocês podiam me explicar a regra de três, por favor?

Na verdade, queríamos continuar lendo o novo romance. Mas é claro que estamos disponíveis e explicamos, explicamos até que a regra de três nos volte à memória.

Ao mesmo tempo, sonhamos com o futuro em que os filhos somente vão procurar os respectivos professores para resolver determinadas questões, enquanto nós, pais, já estamos ficando para trás. Mesmo assim, dói aquele tom altaneiro enquanto o filho faz certo gesto amistoso com a mão:

— Não, pode deixar, você não entende disso. Hoje, estamos mais avançados em relação a vocês, antigamente.

Desejamos que nossos filhos se tornem jovens cidadãos autônomos com opinião própria, mas nem sempre isso é tão simples. Muitos membros da mesma família significa também muitas opiniões divergentes.

O pai está furioso, pois o grupo de filhos boicota o planejamento da alimentação no fim de semana.

— É sempre a mesma coisa nesta família: vocês nunca conseguem entrar num acordo sobre a comida. Alguém sempre é oposição.

— Não — diz a caçula —, nem sempre. Mas cada vez mais.

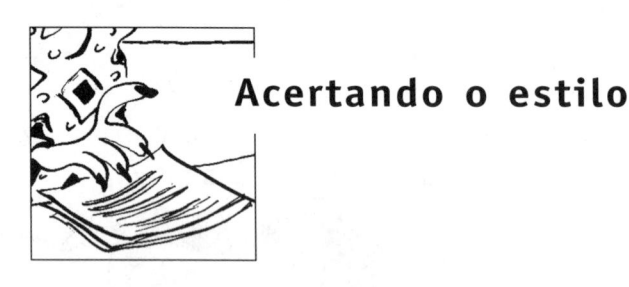

Acertando o estilo

Geralmente, as crianças sabem muito bem que os adultos as superam em altura, mas que suas almas são bastante mais vulneráveis e necessitam de um trato especialmente delicado e caridoso.

Portanto, aprendem rapidamente a apresentar verdades nada agradáveis por meio de diferentes recursos amenizantes. Por exemplo, pela referência à fofoca familiar.

— Você também sempre achou que a tia Inge tem um gosto horrível, né?

— Ô mãe, você também sempre achou que a tia Inge tem um gosto horrível, né?

A mãe, levemente desconcertada, trata de desconversar:

— Bem, digamos que nós... que os nossos gostos, o da tia Inge e o meu, são bastante diferentes.

(Afinal, não quero que meu desprezo quanto à tendência da tia Inge ao Barroco algum dia venha à tona pelas palavras de meu próprio rebento, em plena festa familiar, para deleite de todos os ouvidos atentos, assim como já aconteceu quando tivemos que ouvir que... "Vocês também falaram esses dias que o tio Herbert engordou demais!").

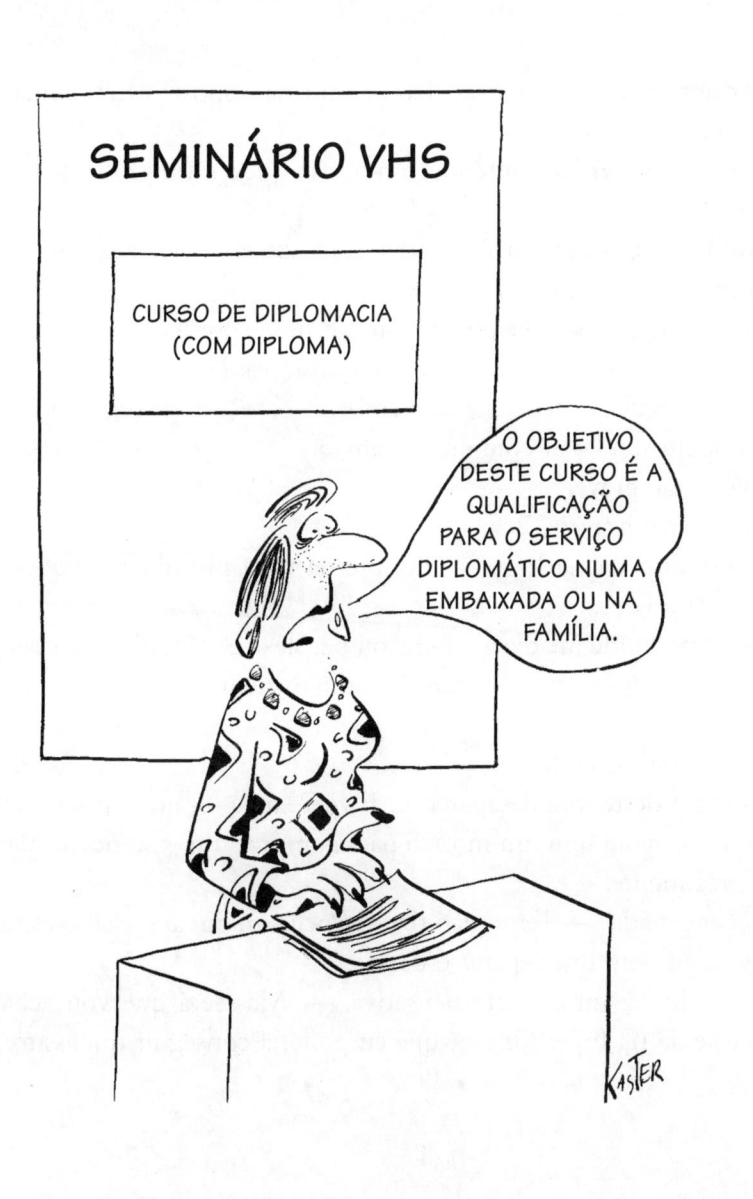

Johannes, porém, não se dá por satisfeito com essa resposta extremamente diplomática da mãe e insiste:

— Você não ficou *muuuiito* contente com o vaso que a tia Inge lhe deu no aniversário, não foi?

Que armadilha! Agora preciso responder com sinceridade, mas sem me comprometer. Inspiro profundamente:

— Bem, é o seguinte: a tia Inge prefere outro estilo, e por isso as coisas que ela aprecia não combinam necessariamente com a nossa casa.

Ufa, essa eu consegui driblar bastante bem!

Johannes também solta o ar com grande alívio.

— Então não é tão grave.

— O que não é tão grave?

— Derrubei o vaso da tia Inge. — Ele me dá uma piscada. — Pode-se dizer que fiz um favor a você.

— O que você pretende me dizer? — Estou perplexa e além disso também não estou de acordo com que, assim, *a posteriori*, me tornem cúmplice do tratamento descuidado à porcelana.

Johannes sorri ironicamente.

— Um elemento destoante desapareceu. E você, mãe — nesse ponto, ele dá umas risadinhas —, agora tem um motivo para comprar um vaso novo. Algo de que você goste realmente!

— Você está enganado. — Tento não rir. — Você tem que ressarcir o estrago. Se você estraga algo, tem que reparar o dano.

— Bem... — ele faz uma careta pensativa. — Mas será que vou achar outro vaso como esse da tia Inge? Onde é que eu poderia conseguir um assim?

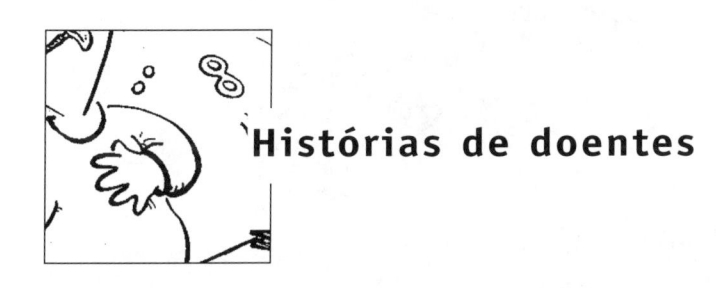

Histórias de doentes

O corpo da gente, funcionando normalmente, só vira assunto se deixa de funcionar perfeitamente ou nega o serviço em algum ponto. Isso também pode ter efeito retardado, como fica claro quando Rose conta durante o almoço:

— Eu falei na escola que ia ser operada dos ouvidos. Aí todos se assustaram. Até eu me assustei.

Há pouco ela ainda se sentira como alguém especial e, de repente, se torna objeto de compaixão comunitária, certamente uma experiência assustadora.

Naturalmente existe a tentação de extrair um lucro de seus dodóis.

Em geral, ela aceita suas pequenas indisposições com serenidade estóica; mas naturalmente existe a tentação de extrair um lucro de seus dodóis. O que leva a diálogos do seguinte teor, quando, depois de uma semana de leito por enfermidade, ela gostaria de voltar à escola, sem, no entanto, querer abdicar da devida compaixão:

— E você acha mesmo que já pode voltar à educação física?

— Mas é claro!

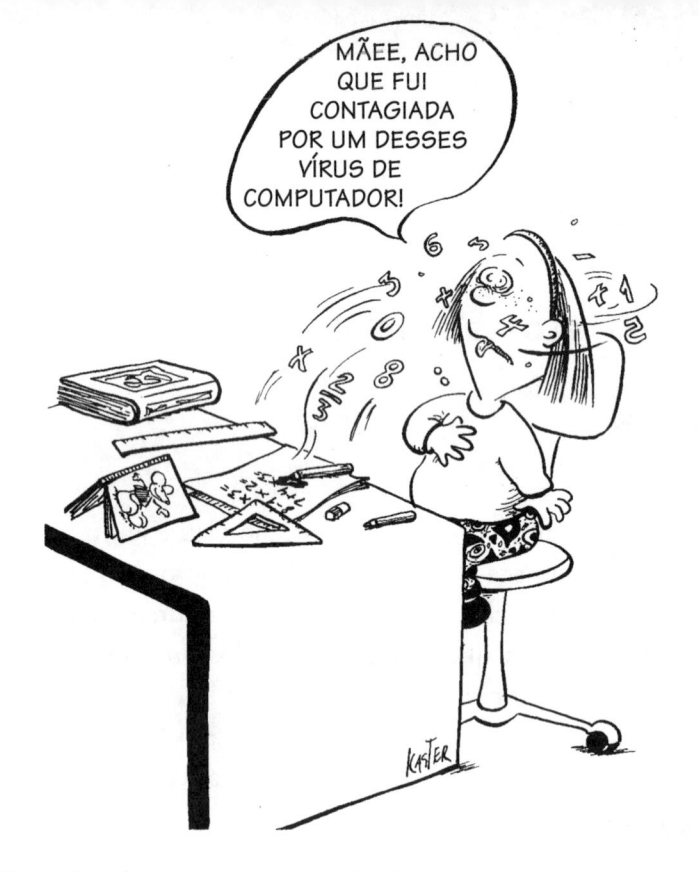

— E você realmente não está mais doente?

— Bem, às vezes sinto tontura e tenho dor de cabeça, e às vezes tenho enjôo e preciso vomitar um pouco, mas no todo estou completamente recuperada!

Com um pé atrás, permito que minha filha, exemplo de grande valentia, volte à escola, justo para participar da educação física, e trato de ficar durante toda a manhã perto do telefone, caso alguém ligue da escola.

Nenhuma ligação chega da escola, e pontualmente depois da sexta aula, a criança volta.

— Então, como foi?

— Superlegal.

— E como você se sente?

— Ótima.

— Então você já sarou?

— Bem, às vezes a cabeça me dói e me sinto meio mal. Mas, no mais, estou ótima. Só os deveres não consigo fazer ainda, porque para isso estou fraca demais.

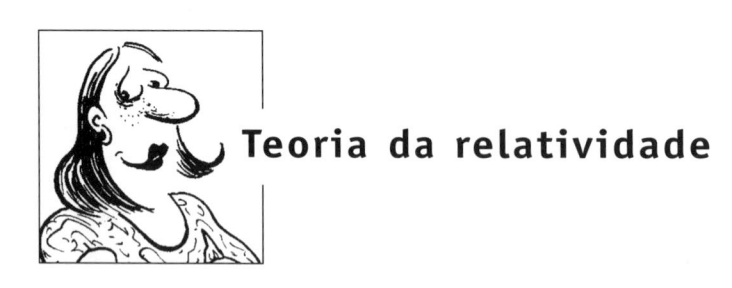 Teoria da relatividade

Aquele olhar um pouco diferente, de baixo para cima, às vezes não é exatamente bajulador. Às vezes, é deveras surpreendente ou cômico, mas sempre enseja a reflexão. Lidar com números, de forma negligente ou confusa, certamente reside em parte na pura ignorância de suas leis. Mas às vezes esse tratamento bastante arbitrário de tempo, espaço, grandeza e superlativos, também é acompanhado por uma cosmovisão um tanto estranha que requer alguma reflexão.

— É claro que sempre temos a idade que sentimos ter. Então, certamente você tem um milhão de anos!

Por exemplo, o Benjamin quer me dizer algo bem amoroso e olha para cima, para sua mãe, com um sorriso radiante:

— Nininha, na verdade você é bastante grande para sua idade, né? — Quando vê a minha expressão perplexa, acrescenta ainda: — Assim, um e quarenta, ou coisa parecida?

Ou Johannes, quando trouxe outra vez más notícias da escola:

— Escutem: daqui a um tempo vai ter uma era glacial. Então, quando a corrente do golfo não fluir mais, aí tudo vai congelar.

— Bem, e quando será isso? Daqui a 10 mil anos?

— Não, senhora, já vai ser daqui a cem anos.

— Mas então nem preciso mais passar noites em claro me preocupando com isso. Nem vou estar mais aqui.

— Não — Johannes concorda comigo. — Aí você já vai estar na Toscana, há muito tempo.

Quando os filhos trocam idéias sobre a aparência e idade da sua mãe, é de ficar admirado.

— Bem — diz Johannes —, hoje você parece tão jovem, Nina, assim... tipo *Belle Époque*!

O irmão mais novo, querendo superá-lo, berra:

— Olha, eu acho que a Nina parece bem mais jovem, de trás parece como se tivesse vinte, de frente mais como quarenta.

Johannes contesta com diplomacia.

— Bem, eu diria: uns trinta.

— Mas e se eu preferisse aparentar quarenta? — pergunto, curiosa.

— Ah é mesmo — diz Johannes. — É claro que sempre temos a idade que sentimos ter. Então, certamente você tem um milhão de anos.

A frase de maior efeito, porém, veio de Rose, quando recentemente vestiu sua horrível boneca Barbie *Made in Taiwan* com um daqueles horripilantes vestidinhos de rendinhas e paetês. Depois, levantou a Barbie já vestida e a colocou na minha frente, toda radiante:

— Bem, Nina, se no seu século já tivesse Barbies, você também ia gostar de brincar com uma, né?

— Filhinha, acho que está na hora de você aprender a fazer contas...

E o que fazer quando vem uma frase como esta, acompanhada de um profundo suspiro:

— Você é a mãe mais querida, que eu nunca tive!

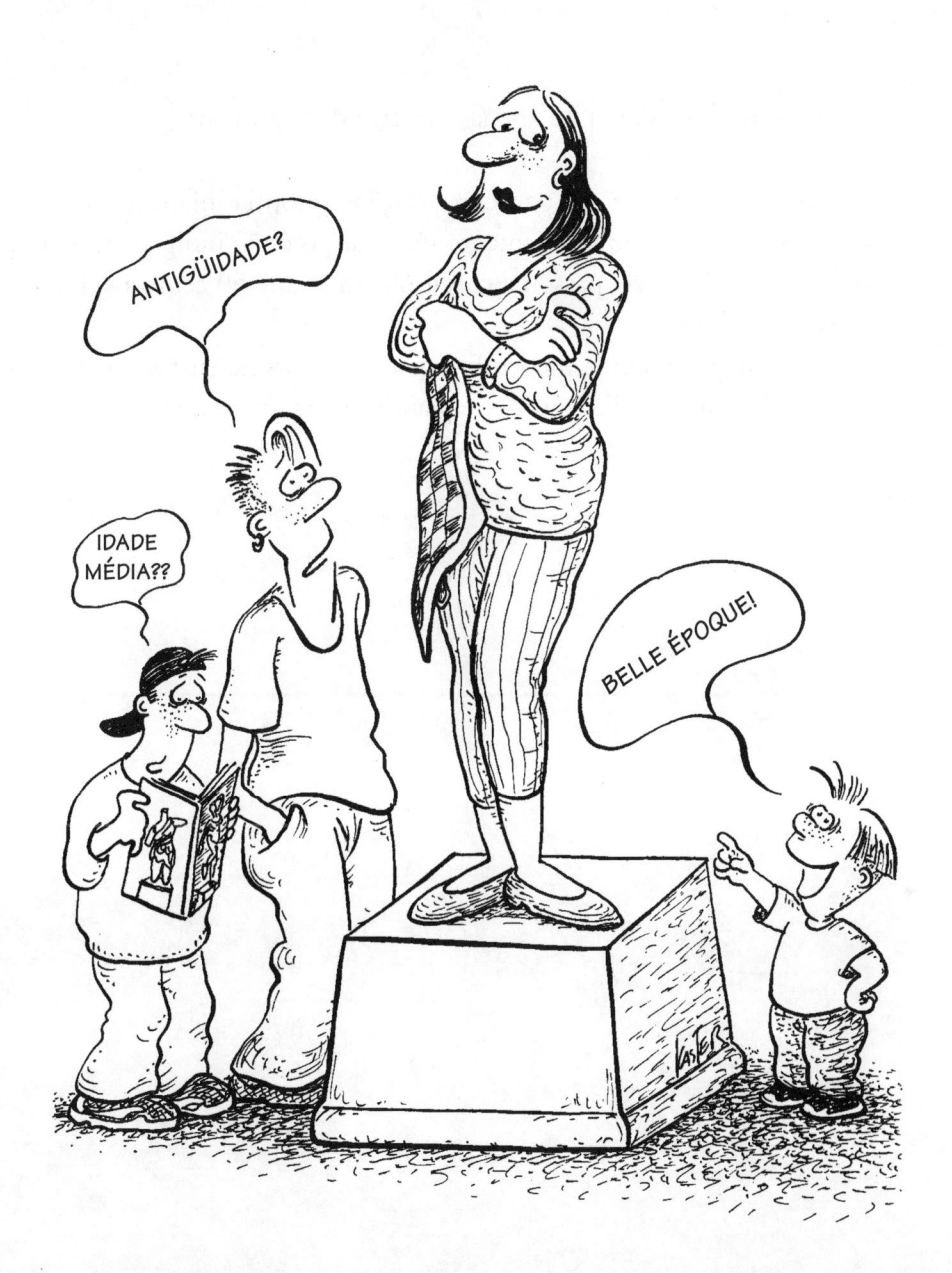

Isso agora foi Freud ou apenas um erro de expressão?

As reminiscências dos pais com relação à própria infância não são aceitas incondicionalmente como argumento. As crianças estão indignadas, pois na sorveteria a bola de sorvete passou a custar 60 em vez de 50 centavos. Hans, o pai, esbanja recordações:

— Olhem, eu ainda me lembro quando o sorvete custava só 10 centavos!
— Humm... — diz Rose — e quando eu era criança, custava 30 centavos.